100歳までボケない101の方法

脳とこころのアンチエイジング

白澤卓二

文春新書

769

１００歳までボケない１０１の方法●目次

脳とこころのアンチエイジング

レッスン1　何を、どう食べるか？　それが問題です　食事編

レッスン3 超簡単！ アンチエイジング・トレーニング入門 運動編

イラストレーション◎中川真吾

はじめに

オランダで115歳と62日を生きた女性が亡くなりました。2005年8月30日のことです。ヘンドリック・ヴァン・アンデル・シッパーさん。この女性に注目したいのは、115歳という超高齢でありながら、脳がまったく健全だったことです。

じつは、超高齢者に関してその死後、ご遺体が学術的にきちんと解剖されたことがあまりありませんでした。シッパーさんの場合は、ご自身の遺志で研究に役立つなら解剖してくださいという依頼があり、死後オランダのフローニンゲン大学のメディカルセンターが解剖し、その所見を学会に発表しています。

それによると、彼女の脳の海馬《かいば》にはまったく萎縮が見られませんでした。海馬は、脳のなかでおもに記憶を司っているところで、ボケの原因になるアルツハイマー病の病変が真っ先に現れます。また、年齢とともに縮んでいく、萎縮が進む場所でもあります。シッパーさんの海馬は萎縮もほとんどなく、機能的にも正常と思われました。

また、脳のなかでも呼吸中枢などがある脳幹《のうかん》に、青斑核《せいはんかく》という神経細胞が集まっているところがあります。青斑核はわたしたちの生存がおびやかされるようなことが起こると、不安や恐怖を感じさせ、体中に警告を発する場所です。青斑核の神経細胞も歳をとるとともに減っていくことが確認されています。

シッパーさんは青斑核の神経細胞も減っていませんでした。青斑核の神経細胞が減っていないということは、脳のほかの部分の神経細胞も減っていないという証拠になります。

高齢者になると、脳が萎縮するとともに、脳の表面に老人斑というシミのようなものができます。アルツハイマー病が進行すると、老人斑がふえてきます。シッパーさんの脳には、この老人斑がほとんど見られませんでした。

シッパーさんの脳は、内も外もきわめて健康だったのです。115歳という超高齢であっても、脳はまったくボケずにいられるということが証明されたわけです。

じつは、シッパーさんは112歳と113歳のときに、認知症の検査や神経学的な診察を受けていますが、このときもいずれも正常でした。記憶力や注意力の衰えもほとんどなく、その兆候すら見られませんでした。

シッパーさんに直接お目にかかったことはありませんが、2004年に「老化に挑む」というテレビ番組で彼女を紹介しました。亡くなる少し前の映像でしたが、非常にしっかりしておられることに感心しました。

シッパーさんの解剖所見によると、脳の機能は60歳から75歳の間を保っていたと思われます。シッパーさんは、亡くなったときは施設に入っていましたが、105歳までひとりで生活をしていました。何らかの手助けはあったと思いますが、自立していたのです。

100歳を過ぎて、身のまわりのことができて自活している人のことを元気な「百寿者」と呼んでいます。いいかえれば、100歳という年齢を楽しむことができる人、100歳でも自分のやりたいことができる人たちです。

年齢が100歳を過ぎているだけでなく、自ら生活を送ることができる、これがたいへん重要です。超高齢者になっていくと、自立して生活することがむずかしくなります。長生きをしていても、寝たきりだったり、常に誰かの手助けがなければ生きていけないというのでは、健康的な寿命が長いとはいえません。

シッパーさんは、まさに元気な百寿者でした。だからこそ、脳になんの病気もなかったのかもしれません。脳になんの病変もなかったからこそ、元気な百寿者になれたのかもしれません。

どちらにしても、脳は100歳を超しても115歳という年齢になっても、立派に活動できます。そして、元気で生活を謳歌できるのです。

わたしは、いままで寿命をコントロールしている遺伝子やアルツハイマー病の研究をしてきました。その研究のなかで、実際に長生きをしている人たちを調べるチャンスもありました。日野原重明先生（98歳）、三浦敬三さん（１０１歳）、板橋光《みつ》さん（１０４歳）、昇《しょう》地《ち》三郎さん（１０４歳）、中川牧三さん（１０５歳）、有馬秀子さん（１０１歳）らの方々です（いずれも筆者がお会いした時の年齢）。

ご協力をいただいた方には、体の健康状態をはじめ、運動能力、長寿に関係するホルモンの検査などをさせていただきました。その結果は、本書でくわしく紹介していきます。

彼らに会って、わたしが強く感じたのは、１００歳を過ぎても、元気な人はもちろんボケてはいませんし、自立して生活できているということでした。

ボケにくい人ほど長生きできます。毎日の生活の中でボケないようにしていれば、自らの寿命を延ばすことにもつながります。百寿者も夢ではありません。その方法をこれからくわしく紹介していきますので、ひとつでもけっこうですからやってみてください。生活を変えるきっかけを摑んでください。ボケない人生を今日からスタートしましょう。

レッスン1

何を、どう食べるか？
それが問題です

食事編

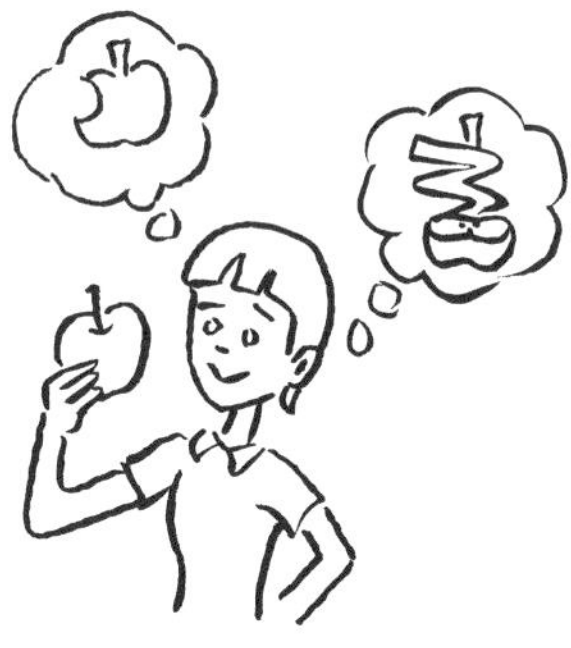

1. 115歳の女性の大好物はニシンとオレンジジュース

115歳まで生きて、脳がまったく衰えていなかったヘンドリック・ヴァン・アンデル・シッパーさんは、生前のインタビューで毎日欠かさず食べているのは、ニシンとオレンジジュース、と答えています。

オランダでは、魚といえばニシン、といわれるくらいニシンをよく食べます。新鮮なものは生で、塩漬けにしたニシンにタマネギのスライスを添えてサンドイッチにして食べることも多いそうです。

魚を生で食べるのは、わたしたち日本人をのぞいて世界的にも珍しい習慣ですが、オランダではニシンを三枚に下ろし、レモンをかけてそのまま食べます。季節になるとニシンを生で食べさせる屋台が町中に出ると聞きました。

ニシンは、イワシやサバと同じ背の青い魚です。動脈硬化を防いで心臓病や脳卒中のリスクを減らす栄養素として注目のEPA（エイコサペンタエン酸）やDHA（ドコサヘキサエン酸）も豊富。摂取するときのポイントはやはり生。生のままでとったほうがいいのです。シッパーさんも新鮮なものがあるときはおそらく生で、そうでなければ塩漬けなどで、毎日ニシンを1切れは必ず食べていたようです。

ちなみに、栄養価が損なわれない調理法として、1位は刺身（生）、2位は塩焼き、3位は照り焼き、4位は煮付け、5位は揚げものとなっています。素材にできるだけ熱を加えないことです。

オレンジジュースは、別の項でくわしく述べますが、アルツハイマー病を予防するという根拠のある飲みものです。その研究によると、野菜ジュース、果物ジュースを週に3回以上飲む人は、週に1回未満しか飲まない人にくらべて、アルツハイマー病のリスクが76％も低下するそうです。

76％というのは、かなりの減少率です。オレンジジュースは果物ジュースの代表。シッパーさんは、毎日1杯のオレンジジュースを飲んでいました。ニシンとオレンジジュースが、シッパーさんの脳を守っていたのかもしれません。

2. 脳のエネルギー不足にご用心

朝食はパンとコーヒー、といった簡単なものを食べている人が多いでしょう。しかし、朝食は1日に食べる食事の中でいちばん大切だといってもいいものです。

前日の夕食の時刻にもよりますが、24時間という1日の中で空腹になっている時間がいちばん長いのが、夕食から朝食までの間です。それだけ目覚めたときに、体が栄養を欲しているといえます。

寝ているのだから、そんなに栄養はなくてもいいと思われるでしょうが、寝ている間も体は休んではいません。基礎代謝という言葉を聞いたことがあるはずです。呼吸や体温調整など、わたしたちが生きていく上で欠かせない生命活動に費やされるエネルギーのことで、それは寝ている間も休んではいません。そして、基礎代謝は、わたしたちの体が使っているエネルギーの約70％に達します。

寝ている間も働いている基礎代謝で失われたエネルギーを補うのが朝食です。とくに脳にとって、栄養不足は致命的といってもいいでしょう。朝は、ボーッとして考えがまとまらない、という経験はありませんか。これは、脳のエネルギー、栄養不足が原因です。

脳の栄養不足の状態が頻繁に起これば、認知症を確実に呼び込みます。食べものをとっていなければ、体を動かすことはできません。体を動かさないでいると、堅くなって萎縮していきます。脳も体の一部です。同様のことが起こると思っていいでしょう。栄養不足で脳が機能しなければ、認知症に進むことは十分に想像がつくでしょう。

3. 朝食抜きは肥満のもと

もう少し朝食抜きのリスクについてお話ししましょう。

ジェットコースターが好きな人は、上がっていくときの高揚感がたまらないといいます。いよいよこれからはじまるぞ、と思うと血がたぎってくるようです。また、ガアーッと下がっていくときのフアッとした感じが好きという人もいます。

わたしは残念ながら、ジェットコースターは苦手です。とくに下りていくときのフア感が嫌です。

朝食を抜くと、体の中をジェットコースターが走ります。といったら、びっくりするでしょう。ジェットコースターのように体の中で上がったり下がったりするのは、血糖値です。前日の夕食から翌日の朝食までの間が１日の中でもっとも長い空腹時間であると述べました。

朝食を抜いたまま昼食を食べると、血糖値が一気に上がります。空きっ腹に甘いものを食べたと同じような状況になるからです。特別に甘いものではなく、普通の食事をしているのに、まるで甘いもの（砂糖がたっぷりのお菓子のようなもの）を食べたと同じ状態になるのです。そして、砂糖をたっぷり使ったお菓子のような食べもの（実際は違うのですが）で上がった血糖値は2時間から4時間後には急降下するのです。

血糖値が急降下すると、お腹がすいたことになりますから、何か食べたくなります。今度は本当に甘いものが食べたくなります。甘いものをここで食べると血糖値はまた急上昇します。そして再び2〜4時間後に急降下する。これがくり返されます。朝食を抜いただけなのに、ジェットコースターが体の中を突っ走るようになるのです。

これが習慣になってしまうと、血糖値を下げる（血糖をエネルギーとして体の中に取り込む）インスリンが脳に糖分をとるように指示をひんぱんに送るようになります。そして、ついには脳が暴走をはじめ、肥満街道をまっしぐらという状態になります。

朝食を抜いただけでこんな状況が起こるのです。肥満は長寿のなによりの大敵です。食べないことが肥満を招くわけです。朝食は絶対に抜いてはいけません。

4. 朝食はパンよりご飯を

朝食の献立に欠かせないものは、まず糖質です。糖質は、ご飯やパン、麺類に含まれています。炭水化物といったほうがわかりやすいかもしれません。正確にいうと、炭水化物には食物繊維も含まれていますので、食物繊維の含まれていない炭水化物と思ってください。

脳は、エネルギーとして糖質が必要です。以前、脳は糖質しか受け付けないといわれてきましたが、最近の栄養学ではケトン体という脂肪の分解されたものも栄養になっていることがわかりました。しかし、脳の栄養のほとんどは糖質といっていいでしょう。

わたしたちが主食とするご飯、それにパンや麵類はでんぷんといわれる、糖質がいくつも集まった多糖類です。糖質がひとつだけのもののほうが分解する必要がありませんので吸収も早いのです。糖質がひとつのものを単糖類といいます。ブドウ糖や果糖です。ブドウ糖は、でんぷんなどが分解され、体の中に吸収される最終の形です。果糖は果物に含まれている糖質で、ブドウ、ラ・フランス、梨、リンゴなどに比較的たくさん含まれています。「朝の果物は金」とよくいわれますが、果物に含まれている果糖が、栄養を欲しがっている朝の体（や脳）に最適だということでしょう。

二糖類は、砂糖、乳糖、麦芽糖。乳糖は、ほ乳類の乳汁に含まれているもので、母乳で約7％、牛乳で約5％含まれています。麦芽糖は、水飴やサツマイモに含まれています。

多糖類といわれるのが、でんぷんです。糖質がいくつも集まっているので、分解され吸収され、体の中でエネルギーとなるのに多少時間がかかります。わたしたちの食生活ではいちばんなじみのあるご飯が多糖類です。朝食は簡単なパン食という人も、ご飯党に変えてみてはいかがでしょう。別の項目でも紹介しますが、主食をご飯にすると、副食としてとりやすいものがいくつもありますので、朝食ではとくにご飯がお勧め。準備が面倒という人は、前の晩にちょっと用意をしておくといいと思います。最初は多少時間がかかるかもしれませんが、慣れてくれば簡単につくれるようになるでしょうし、ご飯を食べたほうが午前中の体の動きもよくなってくると思います。

なんといっても、でんぷんや果糖といった糖質が、脳を目覚めさせるためにも体の栄養補給にも、朝食には欠かせません。

5. ネバネバメニューが老化を防ぐ

冒険家の三浦雄一郎さんのお父上、三浦敬三さんは、100歳を過ぎてもスキーを楽しむ百寿者のおひとりでした。三浦敬三さんが朝食に欠かさなかったのが納豆などのネバネバした食べものです。

納豆、オクラ、長芋などに含まれているネバネバしたものはムチンといわれるものです。

ムチンは、糖質と結びついて糖質の吸収を遅らせます。

朝食には、糖質が欠かせないと述べました。糖質は体の中に入ると、最終的にブドウ糖に分解されて吸収されていきます。血液中にブドウ糖が入ってくると、ブドウ糖を細胞に取り込むためにインスリンというホルモンが出てきます。

このときに、急激に大量に血液中にブドウ糖が入ってくると、インスリンの分泌も当然さかんになります。こうしたインスリンが一気に大量に必要になる状態がくり返されると、インスリンを分泌している膵臓《すいぞう》が疲弊してきます。インスリン分泌工場（膵臓）があまりのフル操業に耐えられなくなってくるのです。糖尿病のはじまりといってもいいでしょう。

長寿者ほど、インスリンの血液中の濃度が低い状態に保たれていることがわかっています。インスリンが一気に大量に必要になるような事態を避けなければなりません。

そのためには納豆が非常に有効なのです。ムチンは糖質にからみついて、糖質が分解されるのを少し抑えてくれるからです。それだけ糖質の吸収に時間がかかり、血液中にブドウ糖が一気にふえるということがありません。当然インスリンの登場もゆっくりになります。ムチンの多いのは納豆だけではありません。オクラ、長芋などもいいでしょう。

納豆だけで食べるのではなく、オクラをいっしょに入れてもいいですし、シラス干しを入れたり、卵を入れたり、それをダイコンおろしといっしょに食べるなどの工夫をすると、納豆も立派な副食になります。ぜひ、お試しを。

朝食に糖質をしっかりとりたいのですが、インスリンが一気に大量に必要となるような状態は防ぎましょう。

6. リンゴは皮まで食べる

朝食に欠かせないものに果物があります。厚生労働省が生活習慣病を予防し、健康増進のために提唱している「健康日本21」のなかで、野菜は1日に350g、果物は200gの摂取が勧められています。「健康日本21」にくわしく紹介されていますが、年齢性別にたんぱく質、糖質、脂質だけでなく、ビタミン、ミネラルなどの摂取基準を求めています。統計によると、いまわたしたちがとっている野菜の量は290g、果物は115gしかありません。果物がだいぶ足りません。

ところで、リンゴは中ぐらいのもので230gはあります。1個で1日の必要量がとれることになります。ちなみに、バナナは1本で正味90g、ミカンは中ぐらいのもので正味75g、梨はリンゴと同じぐらいで正味250g、桃は正味250g、パイナップルは8〜

9切れで90ｇぐらい。

東京都老人総合研究所に在職していたとき、わたしの研究室でリンゴを調べたことがあります。リンゴに含まれているポリフェノールを実験しました。ポリフェノールというと、ワインのポリフェノールが有名ですが、ポリフェノールは、植物の光合成によってできる植物自体の色素や苦みの成分のことです。ほとんどの植物がもっていて、細胞の生成、活性化に一役買っています。ポリフェノールだけで３００種類以上あるといわれています。緑茶のカテキン、ブルーベリーのアントシアニン、ウコンのクルクミン、大豆のイソフラボンなどが知られています。

リンゴにも、いくつものポリフェノールがありますが、とくにプロシアニジン類が豊富です。プロシアニジンは、脂肪の蓄積を抑制する働きとともに、がん細胞を自死させる働きもあることが確かめられています。

わたしたちは、ラット（実験動物のネズミで少し大きい）を太らせるように肥満誘導食を与えて実験をしました。ひとつの群はそのエサで飼育し、もうひとつの群にはリンゴポリフェノールを加えました。このふたつの群を比較すると、リンゴポリフェノールを与えた群のほうが明らかに中性脂肪も少なく、内臓脂肪がつきませんでした。リンゴポリフェノールに、肥満を防ぎ、内臓脂肪がつかなくなるようにする、中性脂肪を減らす効果があることが実証されました。

また、脂肪の酸化の具合を調べると、活性酸素を分解する酵素の働きが活発になり、脂肪が酸化することを防いでいました。酸化した脂肪の沈着が動脈硬化を進め、体に悪影響を与えることがわかっています。

そして、リンゴポリフェノールは、動物だけでなく、ヒトでも同様の効果があることが確かめられています。

また、別の実験ですが、活性酸素の影響を受けて心臓がどんどん老化してしまうマウス（実験用の小さいネズミ）に、リンゴポリフェノールを与えたところ、モデルマウスの心臓の老化が劇的に抑えられ、寿命も3割延びました。

リンゴのポリフェノールは、皮のすぐ下のところにあります。できれば、まるごと食べたいものです。農薬が気になりますから、無農薬のものを選んで食べましょう。

ヨーロッパに、「リンゴが赤くなると医者が青くなる」ということわざがありますが、それがリンゴポリフェノールの実験で立証されたことになります。

7. 魚の王様はサケ

朝食に出てくる魚といえば、鯵《あじ》などの干物が多いかもしれませんが、ぜひ食べてもらいたいのが、サケです。じつは、朝食だけでなく、お昼の定食でも夕食の食卓にも載せていただきたい。

サケは、抗加齢という目的で食してもらいたい魚のナンバーワンなのです。サケの身は、ご存じのように赤い。この赤い身に、抗加齢効果があるのです。

サケの赤身をつくっているのは、アスタキサンチンという天然色素です。アスタキサンチンは、元々は海藻の色素で、それを食べたオキアミを、さらにサケが食べて、サケの赤い身をつくっています。

蟹やエビも茹でると赤くなりますが、これもアスタキサンチンによります。蟹やエビに含まれているアスタキサンチンは、たんぱく質と結合しているために通常は黒い色をしているのですが、焼いたり茹でたりしていったん熱が加わると、アスタキサンチンがたんぱく質を分離するので赤く発色します。

オキアミ、蟹、エビはともに、アスタキサンチンの元となる海藻を食べているのでしょう。

サケは、産卵のために故郷の川を遡上《そじょう》していきますが、その間食べものはまったく口にしないといいます。海にいるときは回遊していますので、ゆったりと泳いでいますが、いったん故郷の川に入ると、流れに逆らって昇っていきます。相当の運動量と思われます。その運動量によるダメージから身を守っているのも、アスタキサンチンです。

ここでアスタキサンチンを紹介したい一番の理由は、その抗酸化力です。わたしたちが生きていく上で酸素は欠かせません。しかし、酸素の一部が活性酸素という有毒のものに変わります。体の中に、活性酸素を除去するシステムがあるのですが、それだけでは追いつきません。除去しきれなかった活性酸素が、体の中のコレステロールを酸化したり、細胞そのものを酸化したりしていきます。これが動脈硬化や老化の原因になります。

老化を遅らせるためにも、酸化を防ぐ必要があります。そのために、酸化を防ぐ抗酸化作用のある食べものをとることが大切なのです。

アスタキサンチンは、抗酸化作用がたいへん強いのです。抗酸化作用のあるものというと、ビタミンEや天然色素（カロテノイド、とくに赤い色のもの）が代表ですが、アスタキサンチンはビタミンEの500倍、トマトのリコピン（トマトを赤くしている色素。あとでくわしく紹介します）などより働きが強く、いまのところ「史上最強のカロテノイド」

といわれています。

故郷の川をさかのぼるサケは思い切り体を動かしています。活性酸素もたくさんできているはずです。それをアスタキサンチンが抑えこんでいるのでしょう。

アスタキサンチンのいいところは、血液脳関門を通り抜けられることです。血液脳関門は、脳に有害な物質が入り込んでくるのを防いでいますが、反面、脳にいいと思われるものも通過することができません。ところが、アスタキサンチンは脳関門を通過できると報告されていて、認知症の予防に期待が持たれています。

サケの栄養はアスタキサンチンだけではありません。ビタミンA、B_2、D、Eなどのビタミン類や、EPAやDHAも豊富です。中高年の生活習慣病を予防するには最適です。

最近、スーパーなどで養殖ものが多いようですが、エサの添加物や薬なども気になりますので、できれば天然ものを求めたいところです。

8. 魚と肉は１日おきにとりたい

栄養失調の人がいる、と聞くと驚くかもしれません。いつでもどこでも食べものが手に入るいま、栄養失調という言葉は死語になったと思っている方も多いと思います。

ところが、栄養失調とはいかなくても、それに近い人たちがいます。

医学的に、栄養が足りているかどうかを調べるには、血液中のアルブミンの量をはかります。アルブミンは、血液中にもっとも多く含まれているたんぱく質で、血清のたんぱく質の50〜60%を占めています。アルブミンの量が少ないのは、たんぱく質そのもののとり方が少ないか、肝臓の病気、またはアルブミンが慢性の消耗性疾患によって分解されている病態が疑われます。たんぱく質不足はまさしく栄養失調、慢性消耗性疾患、肝臓病のバイオマーカー（生物学的指標）になっています。

アルブミンが不足しているのは、介護が必要となってくる人たちです。これはアルブミンが不足してきたから介護が必要になったと思われます。アルブミンが血液中に十分ある間は、じつは介護がいりません。オランダの超高齢者シッパーさんも105歳までひとりで生活していました。ニシンとオレンジジュースを欠かさず食べていたことはわかっていますが、それ以外にもしっかりいろいろなものを食べていたと思われます。

バランスよく食事をとっていれば、アルブミンが不足することはありません。

アスタキサンチン、EPA、DHAと、魚に含まれている栄養素が注目を集め、魚がよくて肉がダメという印象があります。確かに魚に含まれている油は、動脈硬化を予防し、老化を防いでくれます。

ここで、見逃してはいけないのは、食事に含まれるたんぱく質の量です。肉に含まれているたんぱく質は部位によって多少異なりますが30〜40％です。すき焼き用の牛肉を300gでたんぱく質は90gもとれることになります。魚にもたんぱく質がもちろん含まれていますが、たとえば鯵を1匹（170g）塩焼きにして食べたとしても、たんぱく質は15gしかとれません。1匹をまるまる食べることができればいいのですが、1匹の鯵でも食べられる部分はわずか50g。たんぱく質はその28％ですから、約15gになります。残念ながら肉ほど多量のたんぱく質はとれません。

1日に摂取したいたんぱく質の量は、厚生労働省の「日本人の食事摂取基準」によると、男性で推奨量が60g、女性で50gですから、すき焼きの肉なら十分とれることになりますが、鯵だと3匹は食べなければなりません。

歳をとってくると、脂《あぶら》っこいものは苦手という人がふえてきますが、たんぱく質が多くて簡単にとれる肉はぜひ食卓に載せたい。そこで、魚と肉を1日おきにとることをお勧めします。これで無理なくたんぱく質もとれるし、老化予防効果の高い魚も十分にとれます。

9. メタボ予防は70歳まで

肥満を目の敵にしたいのは70歳までです。こういったら少し言い過ぎかもしれませんが、前項で述べたように、アルブミン不足を防ぐためにも肉もしっかりとる必要があります。肉を食べれば、自然と脂分も入ってきます。そこで、気になってくるのがメタボリックシンドローム。

メタボリックシンドロームは、もうご存じの方も多いと思いますが、ここでもう一度、その定義を紹介しておきます。WHO（世界保健機関）では、「内臓肥満によって、インスリンの効きが悪くなり、そこに高血圧、耐糖能異常（糖尿病）、脂質代謝異常（高脂血症）などが起こると、動脈硬化が進み、心臓病や脳卒中が起こる」としています。基準となっているのは、内臓肥満です。正確にいうと、内臓肥満によってインスリンの効きが悪くなることが重要なポイントですが、そのことについては別の項目でくわしく紹介します。

内臓肥満かどうかを正確に知るにはCTスキャンをとらなければなりません。そこで、腹囲、おなかまわりを測って代用しているわけですが、腹囲に関して根拠が問題になっています。

ぽっこりおなかが大きく出た人はメタボといわれ、自分でもやせなければ、と思われるのは大いにけっこうなことです。肥満は、長寿にとって最大の敵です。これは確かなのですが、やせようと過度にいきすぎてしまうのも問題です。

というのも年齢によって、防ぎたい病気の中身が変わってくるからです。70歳までは、防ぎたい病気は、がん、心臓病、脳卒中です。いわゆる生活習慣病の予防が目的になります。しかし、70歳以降はどうでしょう。

70歳以上で防ぎたいのは、介護が必要になるような事態です。寝たきりまではいかなくとも、体を動かすことがおぼつかなくなり、その結果、外出するのがおっくうになったりするのはたいへんよくありません。

そのためには、栄養不足にならないことです。肥満を防ごうと考えるより、少々太っていてもかまいません。いちばんいいのは体重が変わらないことです。70歳までは、「ちょいやせ」を目指し、70歳を過ぎたら「ちょい太」を目指す。これが、健康長寿の元になります。

10. 野菜の王様はブロッコリー

サケが魚の王様と紹介しましたが、野菜の王様はブロッコリーです。

野菜には、ビタミン、ミネラル、食物繊維など、わたしたちの体に欠かせないものがたくさん含まれています。最近、野菜の栄養素として注目を集めているのがファイトケミカル（植物化学物質）。ファイトケミカルは、野菜の中に数千種類も含まれているといわれています。その全容が明らかになったわけではありませんが、体の中の酸化を防ぐ抗酸化作用、がん細胞をふやさないようにする抗腫瘍作用があります。リンゴでも紹介したポリフェノールもファイトケミカルの一種です。

たとえば、野菜を食べているときに感じる「えぐみ」のようなものもファイトケミカルといっていいでしょう。野菜は日光を浴びて大きくなりますが、日光には紫外線など有害なものがあります。野菜は、それを遮断したり、無害にしたりして成長していきます。そうした働きのひとつが、ファイトケミカルです。

このファイトケミカルを200種類以上もっているのがブロッコリーなのです。ブロッコリーを食べたときに感じるなんともいえない味が、ファイトケミカルなのかもしれません。

ブロッコリーに含まれているファイトケミカルが、発がん物質の活性化を抑えるイソチオシアネート、体の中でビタミンAに変わるカロテンなどです。ほかにも、胃潰瘍を防ぐビタミンU、インスリンの働きを助けるクロムなども含まれています。食物繊維も豊富なので、動脈硬化や便秘予防にも効果的です。

ブロッコリーは、小房に分けてビタミンCが熱で壊されないようにすばやく茹でます。また、茎にもビタミンCや食物繊維が多いので、捨てないでください。

ブロッコリーでわたしたちが食べているのは、花蕾《からい》と茎の部分です。食べているのはごく一部で、ブロッコリーそのものを見ると、その大きさに驚かれると思います。ブロッコリーの栄養が食べているところに集中している感じがします。

2003年に新しい長寿遺伝子を発見した米マサチューセッツ工科大学のレオナルド・ガレンテ教授が、ご自宅で料理をされているのを見たことがありますが、炒めていたのはブロッコリー。それもかなりの量でした。日ごろから食事や運動にたいへん注意を払っているガレンテ教授も、ブロッコリーの効果をご存じだったと思います。

ブロッコリーをおなかいっぱい食べる。たまにはいいかもしれません。

11. 真っ赤なトマトを食卓に

サケの赤い身に含まれているアスタキサンチンに強い抗酸化作用があると紹介しましたが、同じ赤い色素として注目したいのがリコピンです。

リコピンが含まれているのが、トマト。野菜や果物の彩りをしている天然色素をカロテノイドといいます。カロテノイドには、リコピン、α-カロテン、β-カロテン、ルテイン、β-クリプトキサンチンなどがあります。リコピンはトマトやスイカ、β-カロテンはニンジンやカボチャ、ルテインはほうれん草などの青葉、β-クリプトキサンチンはミカンなどに多く含まれています。

カロテノイドには、酸化を防ぐ働きがありますが、中でも作用が強いのがリコピンです。リコピンの抗酸化力は抗酸化作用のあるビタミンEの100倍以上あるといわれています。

ちょっとここで酸化について説明しておきます。鉄に赤サビがついてもろくなった状態を思い浮かべてください。頑丈な鉄も赤サビがついてくるとぼろぼろと崩れ、ふれただけでも簡単に壊れてしまいます。赤サビは、鉄が酸化されることによって発生します。

体の中でも、赤サビがつくような事態が起きています。体の中で赤サビをつくっているのが活性酸素。活性酸素は酸素から生まれますから、わたしたちが呼吸をしている限り、活性酸素が生まれてくると思ったほうがいいでしょう。もちろん、体の中には、活性酸素を除去してサビを防ぐシステムがあります。

ところが、ストレスの多い現代都市生活では、排気ガス、紫外線、電磁波などが加わり、活性酸素がふえているといわれています。そうした中で暮らしているわたしたちも、活性酸素によって酸化が進んでいると思っていいでしょう。

わたしたちの体には活性酸素を除去するシステムがありますが、その働きだけでは足りません。酸化を防いでくれる食べものをもっととる必要があります。

そのひとつがリコピンの入ったトマトなのです。トマトの赤い色がリコピンなのですが、トマトも熟す前は緑色をしています。熟していくに従ってリコピンが発生し赤くなります。熟して真っ赤になったトマトをとりたいものです。

リコピンは、熱に強く、油に溶けやすいので、炒めたり煮込んだりしても大丈夫。オリーブオイルをいっしょに使うと効果的です。

12. ニンジン、カボチャでβ–カロテン

トマト以外で赤い野菜といえば、ニンジンです。ニンジンに含まれている注目の栄養素

はカボチャにも含まれています。

　さて、ニンジンとカボチャに共通する、注目の栄養素はβ-カロテンです。β-カロテンは、ビタミンAと密接な関係にあります。ビタミンAは、ちょっと年齢の高い人でしたら、夜盲症《やもう》を思い浮かべるかもしれません。夜になると目がよく見えなくなる病気ですが、ビタミンAが不足すると起こります。ビタミンAは目の働きに関係があり、視力が低下するのもビタミンA不足が原因です。

　ビタミンAが不足して起こるのは、目の病気ばかりではありません。ビタミンAは粘膜の乾燥を防いで、細菌の感染の予防、風邪の予防にも働きます。最近の研究では、活性酸素ができるのを防ぐだけでなく、高脂血症、動脈硬化の改善にも一役買っていることがわかりました。がんなどの悪性腫瘍を抑える働きもあります。

　ビタミンAは大切な欠かせないビタミンですが、脂溶性という欠点があります。脂溶性とは、体の中の脂に溶けて、なかなか排出されにくいという意味です。とりすぎてしまうと過剰症を起こします。

　そこで、注目されるのがβ-カロテンです。β-カロテンは、プロビタミンAといわれ、ビタミンAに体の中で変化していきます。何よりいいのは、体が必要な分だけしかビタミンAに変わらないのでとりすぎになることがありません。

β―カロテンが豊富なのが、ニンジンやカボチャです。野菜の王様のブロッコリーも多い。緑黄色野菜に多いので、積極的にとりたいものです。

そして、ビタミンAはサプリメントでとるより野菜からとったほうがいいでしょう。ニンジンやカボチャは、彩りとしても欠かせません。色彩豊かな食卓を作ってくれ、食欲増進にも一役買ってくれます。

13. レインボーベジタブルを知っていますか？

わたしは、食卓に並んでいる食材の色をよく数えます。

たとえば、野菜。11項でも、天然のカロテノイドを紹介しましたが、野菜は色で分けることができます。

赤色はトマトやニンジン、赤ピーマン、トウガラシ。緑色はほうれん草など葉ものの野菜、ブロッコリー、緑のピーマン、キャベツ、レタス、アスパラガス。黄色はカボチャ、黄色ピーマン、ウコン（カレーの元となるもの）。白色はダイコン、カブ、タマネギ、白菜。紫色は茄子、紫タマネギ、紫ニンジン、レッドレタス。茶色はゴボウ、黒色はごま。ざっと数えただけで7色の野菜があります。

野菜だけではありません。果物も色で分けられます。赤色はイチゴ、スイカ、熟した柿、黄色はバナナ、ミカン、パイナップル、マンゴー、白色は梨、桃、ライチ、紫色はザクロなど、これまたいろいろあります。リンゴのように表面は赤いのですが、中は白というのもありますから、正確に色で分けることは難しいかもしれませんが、果物もほぼ7色に分けることはできるでしょう。リンゴはやはり赤色でしょうか。

肉はどうでしょう。赤身の肉を調理すれば、茶色になります。鶏肉は、調理をしても白ですね。

食卓に料理が並んだら、7色がそろっているか、見てください。7色そろっていれば、それだけさまざまな食材を使っている証拠です。栄養が十分に足りていると思っていいでしょう。7色の食卓を目指しましょう。

14. ショウガ、トウガラシの効能

料理に欠かせないのが香辛料です。とくにショウガとトウガラシ。

ショウガは最近体を温めてくれるとたいへん注目を集めていますが、ショウガの栄養成

分が続々と明らかになってきました。

その代表が「ジンゲロール」。ショウガの辛み成分です。体を温めたり、血行をよくしたりする働きがあります。また、味覚を刺激して、自律神経を活性化し、脂肪を燃焼させる効果もあります。

ジンゲロールは、脂肪細胞を太らせない働きのあることがわかりました。これは非常に重要な働きで、じつは脂肪細胞が太ってくるとアディポネクチンというホルモンが少なくなってしまうからです。

アディポネクチンは、動脈の中で傷がついたところがあるとそこに入り込んで、修復する働きがあります。さらに、血管の炎症を抑え、血栓をできにくくします。仮に動脈硬化が進んでもアディポネクチンが働けば、血管がつまることがなくなり、心筋梗塞や脳卒中を防いでくれる有益なホルモンです。さらに、肝臓や筋肉に作用して、脂肪を燃焼するように指示していることもわかりました。

こんな有益なホルモンは、脂肪細胞が分泌していますが、脂肪細胞が太ってくるとアディポネクチンを分泌しなくなるのです。脂肪細胞をやせたままにしておかなければなりません。それにはショウガが欠かせないのです。

香辛料として使うのはもちろん、ショウガをお湯に溶かして飲んでもいいでしょうし、紅茶に入れてもいいし、いろいろ工夫してショウガをとりましょう。

トウガラシには、カプサイシンという成分が入っています。カプサイシンは、体の中に入ると血液を介して脳に運ばれ、交感神経を刺激します。交感神経からアドレナリンが分泌され、体が熱くなり、汗が出てくるのです。交感神経は、脂肪細胞の中に蓄えられている中性脂肪を燃焼させ、エネルギーとして消費します。カプサイシンが肥満を解消するというのは、このためです。

トウガラシが入っているものは辛いから汗が出ると思っていませんでしたか。辛いからではなく、カプサイシンが働くから汗が出てくるのです。

トウガラシもショウガと同じように、体を温め、血行をよくします。激辛はあまりお勧めできませんが、トウガラシを使った料理をもっと食卓に載せましょう。

15. インド人はアルツハイマー病が少ない

アメリカ人との比較ですが、インド人でアルツハイマー病になる人は4分の1だそうです。高齢化の程度に差はありますが、4分の1という数字はかなりの差だと思います。

なぜインドの人にアルツハイマー病が少ないのでしょうか。それはインド人が常食するカレーに関係があるのではないかという研究があります。

カレー粉にたくさん含まれているのが、ウコンです。カレーが黄色い色になるのはウコンによります。そのウコンに、これまたたくさん含まれているのがクルクミンというポリフェノールです。

クルクミンを、アルツハイマー病を必然的に起こす実験用のマウス（Ｔｇ２５７６マウスといいます）に与えたところ、アルツハイマー病によって脳の表面に老人斑というシミができますが、この老人斑を30％減少させたという報告があります。アルツハイマー病の進行を遅らせることができたというわけです。

アルツハイマー病は、脳内にアミロイドβたんぱくが線維状に結合し、さらに沈着して、神経細胞を殺してしまうために起こります。クルクミンをアミロイドβたんぱくの溶液に加えると、線維状に結合することが大幅に抑えられました。さらに、線維状になったアミロイドβたんぱくにクルクミンを加えると、線維が分解しました。

クルクミンが、アルツハイマー病の発症を抑えることがわかったのです。

クルクミンは、肝臓の働きを助け、悪玉コレステロールを減らすこともわかっています。

活性酸素を除去する働きもあります。

アルツハイマー病にカレーが効果を発揮する。となると、インド人のアルツハイマー病が少ないのも納得がいきます。カレーというと、カレーライスしか思い浮かびませんが、カレー粉を料理にもっと使うといいかもしれません。サラダをはじめ、ちょっと薬味のように使ってみることをお勧めします。食欲もわいてきます。

16. 地中海料理と日本料理の共通点

オリーブオイル、果物、野菜、豆類、穀物、魚、といわれると何を思い浮かべますか。オリーブオイルでおわかりと思いますが、地中海周辺の国々でよく食べられている食材です。こうした食材をふんだんに使った料理を地中海料理といいます。地中海料理で少ないのが牛肉などの動物性の肉と乳製品です。

アメリカ・ニューヨークのマンハッタンに住む成人1984人を対象に、地中海料理に近い料理をよく食べる人（オリーブオイルを使った魚料理、付け合わせに野菜や豆類、さらに全粒粉のパン、食後に果物。こんな感じでしょうか）と、やや地中海風の料理ですが、それほどこだわらない人（たとえば、魚料理が主体でオリーブオイルは使うが、豆類を食べないとか、全粒粉にこだわらないとか）、地中海料理からはなれた食事をしている人（牛肉をもりもり食べて、野菜をあまり食べないなど）をくらべると、アルツハイマー病のリスクが地中海料理を食べている人は68％も低かったそうです。やや地中海料理を食べる人でも53％低かったのです。

魚料理と野菜、穀類、豆類、果物を中心とした食事は、アルツハイマー病を予防するといえます。全粒粉の穀類といえば、アメリカでは精白していないオートミールやシリアルがありますが、ご飯が主食の日本では、白米ではなく、玄米や七分搗《づ》きにするといいでしょう。たまには麦飯にしてみてもいいでしょう。

じつは、欧米の食事より和食のほうが、魚を中心に野菜や豆類、さらに穀類と、アルツハイマー病を防ぐ食材をとりやすいと思います。オリーブオイルがありませんが、オリーブオイルをドレッシングにしたサラダを加えてもいいでしょう。

地中海料理をさらに美味《おい》しくしてくれるのが赤ワイン。赤ワインについては別の項目で説明したいと思います。

17. 果物ジュース、野菜ジュースを週3回以上飲む

115歳まで健康長寿を全《まっと》うしたオランダのヘンドリック・ヴァン・アンデル・シッパーさんは、オレンジジュースを毎日飲んでいました。

果物ジュースか野菜ジュースを、週に3回以上飲む人と週に1回も飲まない人で、アルツハイマー病の発症リスクを調べた研究があります。対象となったのが、日系米国人で1836人。それによると、果物ジュースか野菜ジュースを週に3回以上飲む人のほうが週1回未満の人よりアルツハイマー病になるリスクが76%も低下しました。週に1〜2回飲む人とまったく飲まない人と比較すると、飲む人のほうが16%低下していました。

アルツハイマー病のリスクが4分の1になるのですから、これはぜひともとりたい。しかも、実験に参加した人が日系人ですので、日本人には確実に効果があると考えられます。こうした実験では、民族によって効果に差があることがありますから。

アルツハイマー病を防ぐことができる理由ですが、果物ジュース、野菜ジュースに含まれているポリフェノールが働いていると考えられます。ジュースにすることで、野菜や果物をそのままとるより含まれているポリフェノールが凝縮される可能性があります。

1日にコップ1杯の野菜ジュースか果物ジュース。新鮮な野菜や果物をしっかりとるこ

とが大切ですが、ジュースを飲むのは簡単にすぐにできます。朝食にジュースを1杯加えるといいでしょう。

ただし、いくらいいからといって、1日に何杯も飲むのはやめてください。野菜ジュース、果物ジュースとも果糖が多いと思われます。果糖は、糖質の中で吸収が早く、中性脂肪が肝臓にたまりやすい糖質です。1日に1杯を限度と考えてください。

18. ザクロジュースが脳に効く

ジュースつながりで、ザクロジュースの効能を紹介しましょう。

アルツハイマー病を必然的に起こすマウスでの実験です。このマウスは、若いころ（6ヵ月未満）は異常がないのですが、中齢期（6ヵ月から14ヵ月）になるとやや記憶障害が起こってきます。しかし、まだ、脳には異常があまり見られません。ところが、高齢期（14ヵ月以上）になると記憶障害はもちろんですが、アミロイドβたんぱくが脳に蓄積するようになります。アミロイドβたんぱくが脳に蓄積すると、周辺の脳細胞を殺して、アルツハイマー病が起こるといわれています。

このアルツハイマー病を起こすマウスにザクロジュースを飲ませて実験をしました。すると、ザクロジュースを飲ませたマウスでは、脳に沈着するはずのアミロイドβたんぱくの量（面積）が58％も少なかったのです。

ザクロジュースの成分を見てみると、大部分（80％）が水で、残りが炭水化物（14％）、ミネラル（灰分0・48％）、クエン酸（0・4％）、たんぱく質（0・1％）、脂肪（0・02％）で、1％のポリフェノールが含まれています。ほかの成分と比較しても、ザクロジュースのポリフェノールの量がたいへん多いことがわかります。ザクロのポリフェノールが何らかの働きをしているのではないかと推察されます。

ザクロをスーパーなどで見かけることはあまりありませんが、見つけたらぜひ食べてみましょう。少々値段が高いようですが、ザクロジュースを飲んでみてもいいでしょう。

19. お酒はやっぱり赤ワイン

地中海料理のところで、地中海料理を美味しく盛り上げてくれるのが赤ワインと紹介しました。もっとも量は控え目で、ワイングラスに1杯か1杯半ぐらいがいいでしょう。

赤ワインについてはいろいろと取り上げられています。研究も進んでいて、長寿遺伝子を発見したガレンテ教授の同僚で、現在ハーバード大学准教授デーヴィッド・シンクレア博士は、赤ワインに含まれているポリフェノールの一種「レスベラトロール」が長寿遺伝子の活性を高め、寿命を延ばすことを突き止めています。レスベラトロールは、多少太っていても、効果を発揮します。肥満が大いに問題になっているアメリカでは、いまもっとも注目を集めている成分です。

アルツハイマー病との関係で行われた研究は、アルツハイマー病になる宿命をもっているマウスで行われています。このマウスが4ヵ月齢のときに赤ワインを薄めて与えました。比較するマウスには同じ量のアルコールを与えました。それぞれ11ヵ月齢のときに記憶力テストと、脳内のアミロイドβたんぱくの量、さらに老人斑の面積を調べました。

アルコールを与えた群はアルツハイマー病の症状が現れていましたが、赤ワイン群では記憶力も落ちず、アミロイドβたんぱくの量も老人斑もふえていませんでした。赤ワインが明らかにアルツハイマー病を予防していたのです。

赤ワインには、数種類のポリフェノールが含まれています。現在、どの成分がアルツハイマー病を防いでいるのか、研究が進んでいます。

ちなみにこの研究で使われた赤ワインのブドウの種類は、カベルネソーヴィニヨンです。

20. 背の青い魚のDHAで認知症予防

地中海料理の特徴のひとつは魚料理が中心だ、ということです。魚が、認知症を防ぐ大きな働きをもっているのは世界中の疫学調査からわかっています。疫学調査とは、国際疫学学会の定義では「特定の集団における健康に関連する状況あるいは事象の、分布あるいは規定因子に関する研究。また、健康問題を制御するために疫学を応用すること」となっています。ある集団を取り上げて、健康、病気の状況を調べ、その原因を探るものと思っていいでしょう。

世界中を調査した結果、魚をたくさん食べている高齢者には、認知症になる人が少ないというわけです。

魚に含まれているどんな成分が有効なのでしょう。背の青い魚が脂としてもっているDHA。DHAが、高脂血症を改善し、心筋梗塞のリスクを減らすことは、医学的にも証明されています。認知症に関してはどうでしょうか。

またまた登場するアルツハイマー病マウスですが、病状がかなり進んでいると思われる18ヵ月を過ぎているこのマウスに、DHAを与えて、3ヵ月飼育しました。すると、DHAを与えた群は、老人斑の面積が40％も減少したのです。DHAは、アルツハイマー病にも有効なことがわかります。

DHAの豊富な魚といえば、マグロ、真鯛（養殖）、ブリ（天然、養殖）、サバ、ハモ、キンキ、サンマ、真鰯《まいわし》などです。マグロや鯛などをのぞくと、比較的安価なものが多く、1日に1切れぐらいなら、とるのもそんなにむずかしくありません。干物になっていても、DHAはそこなわれないそうです。ちなみに1日に1切れぐらいが適量とされています。

21. ビタミンEはサプリより食品から

ビタミンの中で、酸化を防ぐのがビタミンE。抗酸化力を調べる実験はいくつも紹介されていますが、認知症に関しては、アルツハイマー病マウスにビタミンEを投与した実験が2例報告されています。

まだそれほどアルツハイマー病の病状が進行していないマウスにビタミンEを与え、4週間飼育しました。調べてみると、大脳皮質のアミロイドβたんぱくは28％、記憶に関係する海馬では50％減少していました。記憶力も衰えていなくてかえって向上していました。

もうひとつの実験では、まだ若くてアルツハイマー病の症状が出ていないマウスと、高齢でもうすでにアルツハイマー病の症状が出ているマウスにビタミンEを与えました。すると、若いマウスでは効果が現れましたが、高齢のマウスでは効果が出ませんでした。この結果、ビタミンEには、アルツハイマー病を予防する効果があるが、治療する効果は弱いことがわかりました。

これは、大規模な疫学調査でもわかっています。オランダのロッテルダムで行われたものですが、ビタミンEとCの摂取量の多い人は、アルツハイマー病の発症率が低かったのです。また、アメリカのシカゴで行われた調査でも、ビタミンEを摂取していた人はアルツハイマー病の発症率が低く、ビタミンEにアルツハイマー病を予防する効果のあることが確かめられています。

そして、注目すべきは、ビタミンEは野菜や果実からとらないと効果がなく、サプリメントから摂取した場合、アルツハイマー病の抑制効果がないことです。

ビタミンEが群を抜いて多いのは煎茶の茶葉、トウガラシ、アーモンド、抹茶、サフラワー油などです。たまには抹茶を点《た》ててみてはいかがですか。

22. 血液をサラサラにしてくれる納豆

認知症は大きく分けてふたつあります。ひとつはアルツハイマー病、もうひとつは脳血管障害によって起こるもの。脳血管障害にもふたつあります。ひとつは脳の血管が破れて血液が届かないところができて認知症を起こす場合と、血管がつまってしまい、血液が届かないところができて、認知症になる場合です。

そこでもう一度納豆の登場です。納豆は、とくに血管がつまる脳梗塞を防いでくれます。以前は血管が破れる脳出血が多かったのですが、最近は血栓ができて血管がつまる脳梗塞がふえてきています。食事などの影響によると思われます。

納豆には、ナットウキナーゼという成分が含まれています。ナットウキナーゼは、血液の固まり、血栓を溶解する力が強いのです。血液には固まる作用と溶かす作用があります。血液が固まらないと血が止まりません。また、血管の中で傷がついたときに修復してくれるのも血液に固まる作用があるからです。止血が完了したり、血管の内部に傷がつき、それが修復されたりすると、血栓を溶かし、血液も固まらないようにしていきます。

固まる作用と溶かす作用がバランスよく働いているのが、血管にとっても体にとってもいい状態です。しかし、年齢とともに動脈硬化が進行し、血栓ができやすくなってきます。そこで、血栓を溶かす作用がある納豆の登場です。

ナットウキナーゼの血栓溶解作用は、人工的につくった血栓でも、人の体の実験でも確かめられています。人の体の実験では、毎日納豆を食べているほうが血栓を溶かす働きも強かったようです。また、納豆には血栓を溶けにくくする物質の働きを阻害する作用もあります。

ナットウキナーゼは納豆のネバネバ成分に含まれています。血栓ができるのを防ぐために、毎朝の食卓に納豆をぜひ。

23. 緑茶のカテキンで老人斑が減少

食事をしたあと、お茶を楽しむ。午後の3時にお茶を飲みながらお菓子を食べる。こうした習慣がある人も少なくなってきたようです。

お茶どころでは、いまでもお茶を1日に10杯以上飲むそうですが、じつはお茶の産地でお茶をたくさん飲む人はがんにかからないという報告がありました。静岡県の中川根町《なかかわねちょう》（現・川根本町）の男性が胃がんによって亡くなる割合は全国平均の5分の1です。中川根町は、川根茶で有名なお茶どころです。それから、お茶にがんを予防する効果があるのではないかと研究が進みました。その結果、緑茶に含まれているカテキンががんを予防することがわかりました。ただし、どのくらいの量を飲めばいいというような基準は見つかっていません。まだまだ研究の途上のようです。

認知症に関しては、アルツハイマー病になるマウスを使った実験で、緑茶カテキンの主成分を直接マウスの体の中に入れると、アルツハイマー病になると現れる老人斑の面積が47〜54％減少しました。動物実験では、マウスに体重１kgあたり20㎎という量の成分を与えました。60kgの人なら１２００㎎という量になります。これは５００㎖の緑茶に相当します。

毎日緑茶を飲むことを習慣にするといいでしょう。お茶をゆっくり時間をかけて飲むと、ストレスの解消にもなりますから、ぜひお茶を飲む習慣を身につけてください。

24. とりたいのはエクストラバージンオイル

地中海料理に欠かせないのがオリーブオイル。ここで少し脂の話をしておきたい。脂は、栄養的にいうと脂肪ということになりますが、脂肪は分解されて脂肪酸になります。脂肪酸と、「酸」という名称がつくので、油のイメージから遠くなりますが、酸がついても脂なので覚えておいてください。

飽和脂肪酸は、主に動物に含まれている脂で、牛肉（ヘット、バターなど）、豚肉（ラード）、鶏肉などをとると体の中に入ってきます。動物の脂以外では、ヤシ油が飽和脂肪酸を含んでいます。牛や豚はわたしたちより体温が高い。それで、わたしたちの体の中で飽和脂肪酸は固まりやすいのです。ラーメンや脂っこい料理を置いておくと、白い脂が固まりますが、あれが飽和脂肪酸です。飽和脂肪酸をとりすぎると、血液がドロドロになり、心筋梗塞や脳梗塞を引き起こします。

認知症でいうと、アメリカのシカゴで65歳以上の健康人たちを約4年間追跡調査しました。飽和脂肪酸のとり方で調べると、飽和脂肪酸をたくさんとっていた人ほどアルツハイマー病になったことがわかりました。少ない人とくらべると2・2倍もアルツハイマー病になりやすかったそうです。

飽和脂肪酸のとりすぎは要注意です。

飽和脂肪酸に対して、不飽和脂肪酸という油があります。これは、オリーブオイル、菜種油、大豆油、コーン油、ごま油、レバー、マーガリン、卵白、EPA、DHAなど魚の脂に含まれています。

不飽和脂肪酸には、一価不飽和脂肪酸と多価不飽和脂肪酸があります。一価不飽和脂肪酸はオメガ9といわれ、オリーブオイル、菜種油が相当します。多価不飽和脂肪酸はオメガ6のリノール酸（大豆油、ベニバナ油、コーン油、ごま油、マーガリン）とオメガ3の背の青い魚に含まれている脂（α-リノレン酸、EPA、DHA）に分けられます。

さて、ここで体にいい脂というと、オメガ9のオリーブオイルとオメガ3のα-リノレン酸、EPA、DHAです。

オリーブオイルは酸化しにくく、血液中の悪玉コレステロールを減らしてくれます。動脈硬化の予防にはもってこい。オリーブオイルでも、エクストラバージンオイルは、ビタミンやミネラルがもっとも多く、特にオレオカンタールというファイトケミカルは抗炎症作用が強く、慢性炎症に悩んでいる人におすすめです。多少値段が張りますが、健康には欠かせません。

魚の脂が体にいいのは、わたしたちが生活しているより温度の低い海の中で生きているため、常温では固まりにくいからです。動物性の脂とここが大きく違います。オメガ3の脂が不足すると、アルツハイマー病のリスクが高まることも知られています。

たとえば焼いたサケにオリーブオイルをかけるというのはどうでしょう。

地中海料理がいいということに納得がいきます。

25. 鶏の胸肉で老化防止

牛肉や豚肉と違って、脂肪分が少ないのが鶏肉です。胸肉でも皮付きだと12・3g(すべて100gあたり)の脂がありますが、皮をとってしまうと脂分は2・4gになってしまいます。牛肉(肩ロース)で27・2gですから、非常に少ないことがわかります。皮をとってしまえば、脂肪を気にせずにとれる鶏肉ですが、注目したいのはとくに胸肉です。

鶏の胸肉には、「カルノシン」という成分が含まれています。カルノシンは、筋肉が疲れてきたときに大量に分泌する乳酸を中和してくれます。カルノシンのおかげで疲れ知らずになれます。また、このときに発生する活性酸素も除去してくれます。

カルノシンは、鳥や馬の筋肉にたくさん含まれていることがわかっています。渡り鳥が広い海や森林地帯の上空をほとんど休むことなく、飛び続けることができ、馬が一気に草原を駆け抜けることができるのも、カルノシンがあるおかげなのです。カルノシンは持久力や瞬発力に関係があるといわれています。

わたしたちは渡り鳥のように飛び続ける必要はありませんが、活性酸素を除去してくれるカルノシンは非常に重要です。カルノシンには、抗酸化作用のほかに、老化防止効果もあります。

鶏肉は、低脂肪の上に良質のたんぱく質が多く含まれています。また、必須アミノ酸のメチオニンも多く含まれているので、肝臓の働きを活発にしてくれます。

体の中の脂肪が気になる人、疲れやすい人は、鶏の胸肉をどうぞ。

26. 豚肉は野菜といっしょに

鶏の胸肉をおすすめしましたが、牛肉や豚肉をとってはいけないということはもちろんありません。牛肉や豚肉ばかりとっていてはいけないだけで、バランスよくいろいろな種類の肉をとることがいちばんです。

豚肉ですが、ヒレ肉の場合、牛肉の約10倍のビタミンB_1が含まれています。これは食品の中でもトップクラスの含有量です。たとえば、豚ヒレ肉を１００〜１５０ｇ程度食べるだけで、１日に必要なビタミンB_1をとることができます。

ビタミンB_1は、ご飯やパンなどに含まれている糖質をエネルギーに変える働きがあり、疲労回復にも役立ちます。ビタミンB_1は、尿や汗からすぐに排泄されてしまうので、ビタミンB_1の体内への吸収率を高めてくれる「アリシン」という成分をいっしょにとることをお勧めします。アリシンは、タマネギ、ニンニク、ネギ、ニラなどに多く含まれていますので、これらの野菜といっしょにとりましょう。

豚のヒレ肉なら牛肉のサーロインと比較すると、脂肪は半分以下です。脂肪が少ないので、たっぷり食べることもできます。豚肉には、ビタミンB_1のほかに、ビタミンB_2、E、ナイアシンなどが豊富に含まれています。安心して食卓に。もちろん野菜もいっしょに。

27. ボケない脳のために羊の肉

カルニチンは羊の肉に多い成分です。じつは、カルニチン（正式にはL–カルニチン）は、体内の脂肪を燃焼させてくれると話題になりました。

脳でもカルニチンが重要な働きをしていることがわかりました。その働きはふたつあります。ひとつは、脳の中に記憶と思考に係わるアセチルコリンという神経物質がありますが、このアセチルコリンの合成にカルニチンが欠かせないのです。カルニチンの摂取で、アセチルコリンの量がふえることがわかっています。マウスによる動物実験ですが、老齢のマウスにカルニチンを与えると、脳内のアセチルコリンがふえ、学習能力が高まります。記憶力が落ちないで、しっかり考えられるようになるといっていいでしょう。

もうひとつは、神経栄養因子のような働きをすること。神経栄養因子は、神経の栄養になるということではありません。脳の中の神経に働くと神経が活性化されるホルモンのようなものです。神経栄養因子があると、死にかけていた神経線維や脳細胞が死ななくてすみます。歳をとると減っていく脳細胞にカルニチンを与えると、脳細胞が減らないのです。

脳細胞を減らさない、ボケない脳をつくるのに欠かせないカルニチン。牛肉や豚肉にも含まれていますが、いちばん多いのが羊の肉で、牛肉の約3倍、豚肉の9倍含まれています。赤身の肉で活発に動くところ、足の部分に多いのです。

若い人は元々カルニチンを体の中に持っていますから、たくさんとる必要はありませんが、50歳以上の人は積極的にとったほうがいいでしょう。羊の肉が苦手という人は牛肉でもいいでしょう。赤身のステーキなら100gぐらいで十分です。

28. 新芽の特効成分に注目

食べる新芽というと、どんなものがあるかご存じですか。貝割れ大根、もやし、そばの新芽、発芽玄米などがありますが、最近よくスーパーの野菜売り場で見るのがスプラウト、ブロッコリーの新芽です。タケノコもダイコンも新芽です。

新芽に共通しているのは、植物にとってもっとも大切な時期である発芽に当たって必要な栄養素がたっぷり含まれていることです。たんぱく質、脂質、ミネラル、ビタミンなどの栄養素がたいへん豊富です。

また、新芽には強い抗がん作用のあるスルフォラファン（イソチオシアネート）が豊富に含まれています。ブロッコリーについてはくわしく紹介しましたから、ここではほかの新芽について述べていきます。

貝割れ大根は、スプラウトの次にスルフォラファンが豊富。スルフォラファンは熱にも強いのですが、やはり生で食べたい。サラダや付け合わせに。

ダイコンも新芽といえます。根の部分に多いのが脂肪を分解したり、ピロリ菌を撃退したりするイソチオシアネート。アミラーゼといった消化酵素も豊富。

そばの新芽に多いのが、そば粉にも含まれているルチン。ルチンには脳細胞を活性化させる作用があります。血圧降下作用もあります。そば粉より新芽のほうが豊富です。

発芽玄米には、ビタミン、ミネラル、食物繊維が多く、栄養価も高い。発芽玄米は、発芽米とも呼ばれ、玄米よりさらに栄養価が高くなっています。血圧降下、中性脂肪の抑制、血流の改善などに効果があります。

29. 血糖値を上げない理想のメニュー

血糖値が上がる仕組みをもう一度紹介します。ご飯やパンなどの炭水化物（糖質）を食べると分解・吸収され、最終的にブドウ糖になります。ブドウ糖が血液中に入ってくると血糖値が上がります。するとインスリンが出てきて、ブドウ糖をエネルギーとして利用するために、細胞に取り込んでいきます。

急激にブドウ糖がふえ、インスリンが一気に大量に必要になるような状態がよくないと述べてきました。

ところで、食べものによって血糖値の上がり方に違いがあることがわかっています。ブドウ糖そのものをとった場合と、同じ程度のブドウ糖を含んだ食べものをとった場合では、ブドウ糖そのものをとったときのほうが血糖値は上昇します。これは十分想像がつきます。

さらに、同じ程度のブドウ糖を含んだ食べものを比較していくと、血糖値が上がるものとそうでないものがあります。これをグリセミック・インデックス、ＧＩ値といいます。

ＧＩ値の低い、できるだけ血糖値が上がらないものを選びたい。

主食になるようなものでいうと、精白米、食パン、フランスパン、ベーグル、クロワッサンは上がりやすく、玄米、全粒粉のパン、ライ麦パン、そば、中華そばは上がりにくい。野菜では、上がるのはジャガイモ、ニンジン、トウモロコシ、カボチャ。上がりにくいのは、サツマイモ、グリーンピース、トマト、大豆、ほうれん草、レタス、ブロッコリー、葉野菜、きのこ類、セロリなど。果物で、上がりやすいのはパイナップル、ブドウ、スイカ、黄桃（缶詰）、バナナ。上がりにくいのはパパイヤ、イチゴ、グレープフルーツ、オレンジ、リンゴ。乳製品で上がりやすいのはアイスクリーム。牛乳、ヨーグルトは大丈夫。お菓子でも、ブラックチョコレート、ココア、ゼリーは上がりにくい。

朝食はとくに、血糖値が上がらないものがいいのですが、ご飯なら玄米か発芽米、大豆の入った煮もの、みそ汁、納豆、焼き魚はサケ、といった食品が並べば最高です。洋食なら、全粒粉のパン、ヨーグルト、砂糖を抜いたコーヒー（コーヒーも紅茶も血糖値が上がりにくい）、葉もののサラダ（豆類を入れたものでも）、食後の果物はリンゴかイチゴ。

紹介した食品を使ったメニューをつくってみてください。

30. 1日にとりたい水分量がある

食品にはそれぞれ一定の水分が含まれています。料理をするときにも水分が必要です。

いろいろな食材を料理に使って、しっかり食べていれば、ある程度の水分が体に入ってきます。しかし、食事以外でもコーヒーを飲んだり、お茶を飲んだりして水分をとっていますが、コーヒーやお茶を含めてどのくらいの量の水分をとったほうがいいのでしょうか。これは、直接認知症とは関係がありませんが、水分の摂取は抗加齢の観点からしてたいへん重要です。

わたしたちの体のおよそ60％は水分です（男性は60％で、女性は52〜55％）。水分が足らなくなると、のどが渇いて水分をとりたくなりますが、これをコントロールしているのが脳の視床下部です。歳をとると、この機能が衰えてきます。夏になると問題になる熱中症、ゴルフをしていて倒れるのは水分不足が原因のことが多いようです。

どのくらいの量の水分をとればいいのかというと、体重の30分の1ぐらいが適量といわれています。60㎏の人なら2000㎖でしょうか。2000㎖は、意識してとらないと飲めない量です。

ジュースを勧めましたが、お茶や水を手元に置いて、飲むようにしましょう。ちょっとお茶を飲むだけで気分転換になりますし、必要な量がとれるようになりますから、一石二鳥です。

31. がん予防にはデザイナーフーズ

現在、日本の死亡原因の順位はご存じの方も多いでしょうが、1位ががんで年間32万9198人の方が亡くなっています。2位が心疾患で17万2875人、3位が脳血管疾患で12万8203人（平成18年厚生労働省人口動態統計より）。亡くなった人の数を見ると、がんが群を抜いています。認知症を心配するのと同じようにがんも心配しなさいといいたいところです。そこで紹介したいのが、アメリカで行われたがん対策。

アメリカでもかつて日本と同じようにがんは死亡原因の1位でした。1970年代、1960年代の後半から生活習慣病にかかる人がふえ、国民の医療費がふくれあがりました。心臓病の治療費だけで米国経済がパンクしかねない状況でした。まず、がんの死亡率を半減しようと、当時のニクソン大統領がアポロ計画に投じていた巨額の予算をがんの治療技術の改善に投じました。しかし、がんにかかる人の数は減るどころか増え続けました。

そこで、治療より予防対策にお金をかけるように方向転換をします。まず、アメリカ人の食生活を徹底的に調査しました。1975年のフォード大統領の時代に、民主党の副大統領候補だったジョージ・S・マクガバン上院議員を委員長とする栄養問題特別委員会が

がん予防効果の高い食品「デザイナーフーズ・プログラム」

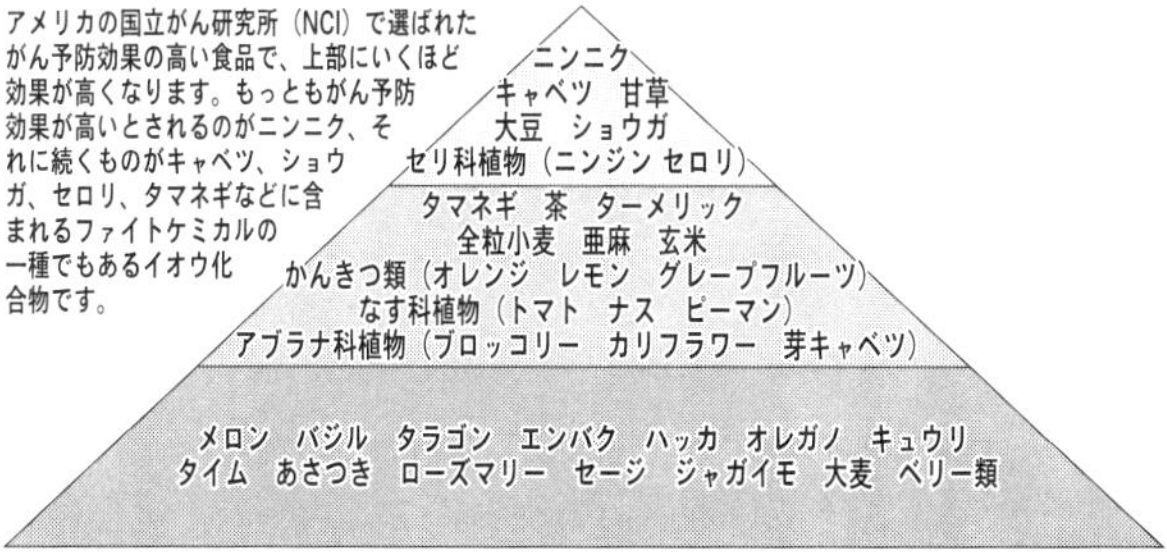

アメリカの国立がん研究所（NCI）で選ばれたがん予防効果の高い食品で、上部にいくほど効果が高くなります。もっともがん予防効果が高いとされるのがニンニク、それに続くものがキャベツ、ショウガ、セロリ、タマネギなどに含まれるファイトケミカルの一種でもあるイオウ化合物です。

それを行い、「アメリカ合衆国上院栄養問題特別委員会報告書」というものを出しています。通称「マクガバン・レポート」。

そのなかで、「諸々の慢性病は肉食中心の誤った食生活がもたらしたもので、薬では治らない」として、肉食による大量の脂肪、砂糖、塩分が、心臓病、がん、脳卒中などの病気に直結していると指摘し、栄養の取り方、食事の仕方を改めるように警告しました。マクガバン・レポートは、栄養の偏りや食事の仕方によって病気が起こることを指摘した、公的なレポートでは最初のものといわれています。

栄養問題特別委員会は、アメリカの国立がん研究所（NCI）に対して、栄養（食事）とがんの関係を調査するように依頼します。ここから生まれてきたのがデザイナーフーズ・プログラムといわれるものです。野菜、果物、穀類、海藻類などにどんな成分が含まれているか、がん予防効果が期待できるものはないか、と数万種類の化学物質を調べ、さらに疫学調査のデータを集めて解析し、約600種の化学物質にがん予防効果の可能性があると発表しました。カテキンなどのポリフェノール、野菜や海藻などの天然色素であるカロテノイド、ハーブなどに含まれているテルペンなどです。

これらの物質を含んでいる食品を効果の高い順にピラミッド状に並べたものがデザイナーフーズ。上にいけばいくほどがんの予防効果が高いのです。

トップには、ニンニク、キャベツ、大豆、ショウガ、ニンジン、セロリなどが並んでいます。スーパーの野菜売り場で簡単に手に入るものばかりです。毎日の食事にぜひ取り入れて、がんを予防したいものです。

32. 頭から尻尾まで食べる理由

ボケを防ぐ、健康で長生きできる食品を紹介してきましたが、脳にも体にもいい料理法も知っておくといいでしょう。

まず、食べものは頭から尻尾まで食べることです。牛や豚、鶏などは少々むずかしいかもしれません。とくに牛は狂牛病が心配ですから、やめてください。鶏肉の場合、頭は別にして、内臓を取った全体（「丸」といいます）を圧力鍋で調理していたのが三浦敬三さんです。圧力鍋を使って調理すると、皮や身はもちろん、骨までやわらかくなり、それこそまるごと食べることができます。

三浦さんは、こうしてつくった鶏の丸煮を切り分けて冷蔵庫に保存して食べていました。鶏だけでなく、大好きだった背の青い魚、サンマなども頭と内臓を取って、骨ごと圧力鍋で煮ていました。こうすると、骨まで食べることができます。

まるごと食べると、その食べものが持っている栄養のすべてをとることができます。こういうまるごと食べることを「一物全体食」といいます。穀類でいえば精白しないで、お米なら玄米の状態、パンや小麦粉なら全粒粉のもの、野菜も皮をむかずにそのまま、根菜類も葉まで、小魚なら頭ごと食べることです。

三浦敬三さんが作っていた鶏の丸煮の作り方をご紹介しておきます。

【材料】

鶏　1羽（内臓を抜いたもの、「丸」として売られています）
ショウガ　2かけ分（薄切りにします）
醤油　大さじ2

みりん　大さじ1
砂糖　小さじ1
酒　大さじ2

【作り方】

①鶏を中も外もよく水洗いして水気を切っておきます。
②圧力鍋に鶏と調味料をすべて入れ、鶏が少し浸るぐらい水を加え、ふたをして90分煮ます。
③あとは切り分けて、食べる分だけとりだして残りは冷蔵庫へ。

三浦敬三さんは、4～5日で食べきってしまったそうです。

33. 蒸し料理としゃぶしゃぶのすすめ

蒸し料理が体にいいと話題になっています。蒸し料理の特徴は、調理法は蒸すだけなので、料理に油をいっさい使わないこと、そして素材が持っている脂分が蒸すことで大部分落ちてしまうことです。蒸し料理なら余分な脂分をほとんどとらなくてすみます。しかも、炒める、焼くなどの調理法より栄養がそこなわれないといわれています。

日本で蒸し料理というと茶碗蒸しがよく知られていますが、蒸し料理がいいと話題になったのは、大分県別府温泉にある「地獄蒸し」といわれるものが発端です。温泉の蒸気を利用して、野菜やきのこなどを一気に蒸し上げます。この調理法は、温泉場に長く滞在する湯治客の間でよく行われていました。そして、この蒸し料理の大きなポイントが低温蒸しです。蒸し器のふたを少しずらして、中の温度を下げていました。低温蒸しにすると、普通の蒸し料理と比較して、ビタミンCもあまりそこなわれません。蒸し器の中の温度は70度です。

低温蒸しで調理すると、野菜などの細胞が壊れずにしゃきしゃきした感触を味わえるばかりか、シイタケなどのうまみがいっそうますこともわかりました。

しかし、蒸し料理がいいのは、なんといってもよけいな脂分を落とせることです。よけいな脂分を落とせる調理法のもうひとつが、しゃぶしゃぶです。しゃぶしゃぶも肉などの食材を出汁《だし》の入った湯水で洗います。

低温蒸し料理は、よく蒸気の上がった蒸し器に食材を入れ、ふたを少しずらすだけ。ちょっと試してみてください。食材はしゃきっとしていて、美味しい。でも、食べ過ぎてしまっては元も子もありませんので、くれぐれも要注意。

34. 余分三兄弟をできるだけとらない

脂肪（分）、糖分、塩分。これを余分三兄弟と呼ぶのだそうです。テレビのコマーシャルに登場しますが、なかなかいいネーミングだと思います。

コマーシャルでは、糖分は甘いものというイメージですが、甘いものだけでなく、糖質といわれるものも含まれます。脂肪はもちろん脂肪分、塩分は塩です。それぞれ必要なものですが、とりすぎはよくありません。余分にとってはいけないという意味合いで名付けた、その発想には、大いに賛同します。

しかし、余分にとってはいけないといわれても、余分というのはどのくらいなのか、それがよくわかりません。糖分に関しては、甘いものに限ったらいかがでしょう。コーヒーや紅茶には砂糖を入れない、甘いものはできるだけ口にしない。こうするだけでもずいぶんと違います。アメリカでがんを予防するために行われた国民運動の中でも、砂糖はできるだけとらないようにしましょう、としています。

脂肪分は、食材を通して自然と入ってきます。脂のところをできるだけカットするというのはどうでしょう。見た目で脂のところをカットしただけでは脂分は残っていますが、そのくらいの量はとってもいいでしょう。

いちばん問題になるのが塩分です。日本人は塩分をとりすぎています。現在、わたしたちがどのくらいの塩分をとっているかというと、おおよそ11ｇ（１日の量）。かつて、１９７０年代は17ｇもとっていましたが、徐々に減ってきて、１９８０年代の後半から11ｇ台になり、２０００年を過ぎて11ｇも前半の量になってきました。現在は10・９ｇ。このあたりをうろうろしています。

もっと減っていくかと思われましたが、コンビニ食やお弁当などが普及するにしたがい、減少もわずかになっています。

厚生労働省は、10ｇ以下にしたほうがいいと指導していますが、ＷＨＯは理想の塩分量を５～６ｇとしています。厚生労働省の指導では十分でないとして、ＷＨＯ並みに指導している専門医もいます。

塩分はできるだけ控えたほうがいいでしょう。塩分を減らす方法は、出汁をしっかりとる、レモンなど柑橘系の調味料を使う、醤油を小皿にとる（食べものに直接かけない）、漬けものに醤油は使わない、ラーメンなどの汁は飲まない、味付けがしっかりしている、味が濃いと思うものはたくさん食べないことです。少しで満足しましょう。

何より塩分を少なくしていくと、素材の味がわかってきます。素材の味がわからないくらい濃い味付けはできるだけ避けたいものです。

35. 食べもので寿命の変わった県がある

日本で長寿者が多い県といえば、沖縄県です。しかし、沖縄の男性が短命になっていることをご存じですか。

沖縄県は、かつて男女ともに長寿日本一でした。１９９５年の調査から男性は4位に落ち、２０００年には26位までに落ちてしまいました。現在でも26位です。ちなみに女性は1位。そして、男女で平均寿命にもっとも差があるのは沖縄県です。

なぜ沖縄の男性の寿命が短くなってしまったのでしょうか。

『沖縄県医師会報』（２００６年10月号）に「沖縄クライシス」（田仲医院院長　田仲秀明氏）という論文が掲載されています。それによると、沖縄の豊見城《とみしろ》中央病院の人間ドックを受診した30歳から79歳までの６９８５人について調査しました。期間は２００３年の５月から２００４年の３月まで。対象となったのは男性が３８３９人、女性が３１４６人。

メタボリックシンドロームと診断された男性は全体の30・２％、女性は10・３％。男性は女性の３倍です。腹部肥満があってメタボリックシンドロームと診断された男性はもっと多く、48・６％、女性は41・５％。高血圧があってメタボリックシンドロームと診断された男性は47・３％、女性は25・０％。高中性脂肪でメタボリックシンドロームと診断された男性は62・５％、女性は49・６％。高血糖でメタボリックシンドロームと診断された男性は71・７％、女性は53・９％。

腹部が太っている、血圧が高い、中性脂肪の値も高い、糖尿病の可能性があるといったメタボリックシンドロームの典型的な例がたくさん並んでいます。肥満、高血圧、糖尿病、高中性脂肪血症、高コレステロール血症の危険因子を２つ持つ人と持たない人をくらべると心臓病のリスクが10倍、３〜４つ持つ人は31倍になるといわれています。これがメタボリックシンドロームの怖さですが、沖縄県の男性はまさにこれを地でいっているようです。

この論文の中でも指摘されていますが、沖縄県には鉄道がなく、車で移動することが多いようです。買いもののほとんどは規模の大きいショッピングセンターで、歩く機会がたいへん少ない。それに、沖縄県は日本ではじめてファストフード店ができたばかりでなく、人口10万人あたりのファストフード店の数ももっとも多いのだそうです。アメリカ型の生活が定着しているといってもいいでしょう。

もともと豚肉や牛肉など、動物性食品の摂取が多く、1993年には脂肪の摂取量が全国で唯一30％を超えました。

男性のほうが外食の機会が多く、それだけ動物性の脂肪を食べることが多いようです。女性は、家で食事するので長寿を守っているようです。

じつは、沖縄県でも若い人ほど平均寿命が短いことがわかっています。沖縄県の中でも長寿者の多い大宜《おおぎ》味《み》村の高齢者は全国平均とくらべても海藻、大豆食品の摂取量が多く、食塩が少ないのです。女性と高齢者は、沖縄県の長寿を支えてきた食事を続けているのでしょう。

36. 体重は毎日測ろう

三浦敬三さん、板橋光さん、昇地三郎さん、中川牧三さん、有馬秀子さん、そして、日野原重明先生。ほかにも、100歳を超え、もしくは100歳近い人たちに何人も会ってきました。その生き生きとした生活に驚き、行動力には感心し、好奇心の強さには感銘を覚えました。本当に素晴らしい人たちです。

100歳を超えても、元気に生き生きと生きていらっしゃる方々を尊敬を込めて、百寿者と呼んでいます。古来、99歳を白寿といいますが、「白」に一本横棒を入れると百になります。ずいぶんと洒落たいい方ですが、英語では100歳を超えた高齢者をセンテナリアンといいます。センチュリーから派生した言葉ですが、1世紀以上生き続けた人というわけです。

100歳というと、途方もない年齢のように思われるかもしれませんが、2009年の統計によりますと、100歳以上の人は4万399人です。これは10年前にくらべると4倍にふえました。女性のほうが圧倒的に多くて3万4952人、全体の86・5％。男性は5447人。

わたしは百寿者の方々にお会いして、その素敵な生き方に感心し、自分も100歳まで生きようという目標を立てました。

百寿者の方々に共通しているのは若い頃から太っていない。一見してそう感じます。みなさん動きがしなやかで軽々としている。これも共通しています。

若いころから体重が一定で、太った機会が少ないというのが、医学的に見てもいちばん健全です。太ることは体にとって非常なストレスになります。体を動かすことはもちろん、体のシステムそのものにも影響を与えます。一生を通じて太らないためには、日々の生活管理もさることながら、ストレスの少なさ、これが長寿につながっていると思われます。まずはあなたも毎日体重計に乗る習慣を身につけましょう。日々の体重の変化をカレンダーなどに書き込むのもいいでしょう。

37. カロリー制限で長生きできる

肥満は、健康長寿の大敵です。肥満を防ぐダイエット、医学的にはカロリー制限といいますが、これがいかに重要かというデータがあります。2009年に、次のような発表がありました。アメリカのウィスコンシン大学のものです。

ヒトに近いアカゲザルという種類のサルを使った実験です。アカゲザルを1989年から20年にわたり観察し続けた結果です。

まず、アカゲザルを無作為に選んで、ふたつのグループに分けました。ひとつは、通常与えているエサを70％にカット、もうひとつは通常のエサの量です。

1989年当時、70％のエサ群のアカゲザルは雄15匹、通常のエサ群が15匹。これもすべて雄。94年にさらにアカゲザルを追加し、70％群に雄15匹、通常群に雄15匹、70％群に雌8匹、通常群に雌8匹を加え、合計76匹のアカゲザルが対象になりました。

生存率でいうと、70％エサ群のアカゲザルは38匹中5匹しか死んでいません。通常エサ群のほうは38匹中14匹も死んでいます。病気でいうと、70％エサ群では糖尿病になったアカゲサルは一匹もいませんでしたが、通常群では5匹が糖尿病になり、11匹に糖尿病の前兆（糖の代謝がうまくいかなくなっている）が現れました。がんは、70％群で4匹、通常群で8匹、心臓病は70％群で2匹、通常群で4匹、脳の萎縮に関しても、70％群のほうがぐんと少ないことがわかりました。

エサの量を70％にするだけで、死亡率が低く、病気にもなりにくいことがわかったのです。

数字でみても明らかなのですが、それより驚くのが見た目です。このアカゲザルをテレビの取材で見たのですが、70％群は毛並みもつやつやしていて、目つきも鋭く、動きも敏捷なだけでなく、全体的に見た目がたいへん若々しいのです。通常群のアカゲザルは、毛並みはぼろぼろで動きも緩慢、まさに年寄りという感じでした。それぞれのアカゲザルをみると、これが同じ年齢のサルとは思えないくらい、その差が歴然としています。

この実験は20年という長い年月の調査だけに、非常に信頼がおけます。

じつは、カロリー制限はラット、グッピー、サラグモ、ミジンコ、原生動物などでも、寿命を延ばすことに成功しています。ラットで1・4倍、グッピーで1・4倍、サラグモで1・8倍、ミジンコで1・7倍、原生動物（アメーバ、ゾウリムシなど）で1・9倍。

ヒトの例では、第2次世界大戦当時のロンドン。日本もそうですがロンドンでも食料はすべて配給でした。当然十分に量があったわけではありません。戦争という強いストレス、さらに食糧事情の悪さから、死亡率は高まると予想されました。ところが、亡くなるヒトは少なかったのです。

なぜ、死亡率が下がったのでしょうか。カロリー制限と大いに関係あるというのが最近の説です。

では、どのくらいのカロリー制限をすればいいのでしょう。

それは次の項目で。

38. 日野原先生の1日の献立

腹八分に医者いらず。これは有名な『養生訓』の中で貝原益軒がいったことがはじまりのようです。古来食べ過ぎを戒めることわざです。確かに、満腹になるまで食べ続けるのは、消化器系にも大きな負担となります。もちろん、肥満が怖いのですが、体にも負担をかけると思ったほうがいいでしょう。

食べものを前にして、腹八分にしておこうと思うのは大いにけっこうですが、健康長寿を願うとしたら、それでもちょっと食べすぎです。

アカゲザルのデータでは、通常のエサを3割カットされたほうが長生きし、糖尿病などの病気にもなりませんでした。しかも、見た目が若々しく、老いているという感じがまったくしません。

アカゲザルの次に紹介するのでたいへん気が引けるのですが、聖路加国際病院の日野原重明先生にご登場いただきましょう。

日野原先生は、ご自身の基礎代謝量を計算し、それに日ごろの活動状況を加えて、1日の摂取カロリーを決めています。医師としての日常業務、講演、執筆を考慮してのカロリーですが、1300kcalぐらいだそうです。70歳以上の男性で日ごろの活動量が普通のヒト（日野原先生の活動振りを考えると活動量は普通としていいでしょう）は1日に1850kcalですから、7割強の摂取量です。

日野原先生ご自身、カロリー制限の効果をよくご存じで、自分は少し少なめにしているとおっしゃっています。

先生の1日の食事を紹介しておきます。朝食は、100％天然果汁のジュースに植物油（大さじ1杯）を加えて飲みます。冷たい牛乳を1本、コーヒー入りの温かいミルクにレシチンのパウダーを大さじ1杯。レシチンは脳の働きをよくする脂質の一種です。ふだんはこれが朝食ですが、時間のあるときはバナナを1本の半分食べます。

昼食は、冷たい牛乳1本にクッキーを2～3枚。

夕食は、かに玉、生ザケの南蛮漬け、ナスの田楽、冷や奴（豆腐半丁）、グリーンサラダ、アサリのすまし汁、漬け物、ご飯を茶碗半分。

食事らしい食事は夕食だけです。肉より魚を食べるようにして、野菜をたっぷり。夕食にしても、量はそれほど多くありません。かなりの低カロリーです。

またまた、アカゲザルを出してきて恐縮ですが、長生きをしているアカゲザルと同じように日野原先生の体重は20歳のときとほとんど変わらないそうです。

日野原先生をはじめ、百寿者の方々の食事内容をお聞きしても、量は少なめでした。すぐに腹七分にするのはむずかしいという方は、まずいま食べている量の1割減を心がけることです。だんだんと減らしていけば、無理なく「腹七分」にできるでしょう。

39. 腹七分で体重５％減

カロリー制限がいい、腹七分で十分といっていると、体重は自然と減ってきます。体重はゆっくり時間をかけて減らしていけばいいのです。

わたしの患者さんで65歳の男性でＹさんがいます。Ｙさんの体重は67kg、身長は１６４cm。血縁関係には糖尿病の人はいません。昨年の暮れ、血液検査をしたところ、ヘモグロビンＡ１ｃの値が９・１％まで急上昇していました。ヘモグロビンＡ１ｃは、血液中の糖が多いと、高い値を示します。正常値は、４・３〜５・８％。かなり高く、糖尿病と診断し、薬を処方するとともに、食事療法、運動療法を勧めました。Ｙさんは、まじめな性格で、糖尿病の怖さもよく知っていました。

昨年は、夏の間は家庭菜園を一生懸命やっていたのですが、秋口に腰を痛め、体を動かすことも少なくなっていました。毎日、缶ビールと焼酎のウーロン割りを１〜２杯飲んでいたようです。食事もそんなに量は食べていないといっていましたが、腰痛もあって体をほとんど動かさなくなったのが、大きな要因と思われます。

糖尿病と診断されたＹさんは、まさに一念発起。まず、お酒をやめ、食事も１日１６００ｋｃａｌを目標に減らし、さらに自宅近くのプールで１時間歩くことにしました。

プールで歩くのは、体重による負荷が少ないために、腰やひざに問題がある人にお勧めです。

それから3ヵ月、Yさんのヘモグロビンエー1cは6・4%まで下がり、加えていままで高かった中性脂肪、コレステロール、GOT、GPT（肝機能の数値）など、すべての値が基準値以下におさまったのです。

Yさんの場合、経過を見ていると、体重の5%に相当する3kgを切ったあたりから、数値に変化が表れました。3ヵ月後の体重は60kg。7kg減になりますが、その後ヘモグロビンA1cはぐんぐん下がり、いまはまったく基準値以下になり、薬の服用もやめてもらいました。

Yさん以外にも、何人も患者さんを診ていると、減量も体重の5%を切ったあたりからみなさん、体の数値がよくなっています。減量するなら、まず体重の5%を目指すといいのではないでしょうか。

70kgなら3・5kg、80kgでも4kg。これなら達成するのも、そんなにむずかしくありません。目標が高すぎると達成がむずかしくなり、続けることができなくなります。まず、体重の5%を減らすこと、ここからはじめましょう。すぐに効果が現れるはずです。

40. 食欲をコントロールするホルモン

ああ、もう食べられないと思うのに、まだまだ食べている人を見ていると、満腹中枢がおかしくなっているのでは、と感じることがあります。

もうおなかはいっぱいです、食べられませんよ、という信号を出すのは、満腹中枢といわれているところです。満腹中枢が指令を発するのは、胃の中に食べものが送り込まれ、胃が拡張しその刺激が伝わったとき、食べものが消化・吸収され、血糖値が上がったときといわれてきました。１９９４年にレプチンというホルモンが、満腹中枢に働いて、もう食べなくていいと信号を送ることがわかりました。

このレプチンをつくれないようにしたマウス、レプチンを脳で受けとめられないようにしたマウスは、ストップが利かないためにどんどん食べ続け、太ってしまいました。ヒトの例では、レプチンの遺伝子が変異している子どもは常に食べ続け、７歳で45kgにもなったそうです（７歳の平均体重は約24kg）。レプチンは脂肪細胞でつくられています。それでは、太っているヒトは脂肪細胞をたくさん持っているのだから、そこからレプチンが分泌され、やせるのではないかと思われますが、太っているヒトはレプチンを受け取るシステムに異常があることがわかりました。一時期、レプチンをとれば簡単にやせられると、夢のやせ薬のようにいわれましたが、残念でした。

インスリンも満腹中枢を刺激することがわかっています。血糖値が上昇してくればインスリンの出番ですが、インスリンそのものも満腹中枢を刺激していました。満腹中枢を刺激して、食べ過ぎを注意してくれるのは大いにけっこうなことです。

ところで、わたしたちの体は満腹中枢からもう食べなくていいですよ、という指令が出ていても、食べてしまう場合があります。「ストレス食い」といわれるのがそれです。イライラしているときに、目の前にお菓子があればつい食べてしまいますし、食べることでストレスが解消できることを知っているからです。

食欲のコントロールはけっこうむずかしいのです。

41. 食べる順番を変えてみる

やせるというより太らない。これが健康長寿の基本的な考え方です。

そこで、食べるときに注意したいことをあげておきます。好きなものから食べる、好きなものはとっておいて後で食べる、いろいろな習慣があると思います。

勧めたいのは、食物繊維を含んだものから食べることです。食物繊維は、牛肉など動物性脂肪を吸着して、体の外に出してくれます。前もって食物繊維を食べておくことで、脂肪を待ちかまえ、包み込んで、体の中に入るのを防いでくれます。とくに、肉を食べるときは、食物繊維を前もって食べておきましょう。

そして、ご飯は最後に食べます。糖質はできるだけゆっくり体の中に入れるのがコツです。最初からご飯や麺類を入れると血糖値が上がって、インスリンが必要になります。インスリンが大量に必要になるような食べ方はよくありません。

サラダやおひたしのような野菜料理をまず食べ、次に魚やお肉のメインの料理、そしてご飯、果物といった順番です。これは、懐石料理などをはじめ、コース料理の順番です。そして、ゆっくり時間をかけて食事を楽しみましょう。

42. どうしても食べたくなったときにすること

腹七分にしよう、と決意しました。いままでは、箸のおもむくまま、食欲にまかせて食べてきました。それを減らしていくのはなかなかむずかしいことです。

腹七分にしようと思ったら、出てきた料理の1割は残すようにしなければなりません。

当初はおなかがすくはずです。何か食べたいと思うのは当然です。しかし、その欲求に負けてしまっては、なかなかやせることはできません。

行動療法という方法があります。ひとつの行動を別の行動に置き換える。たとえば、食べる代わりに水を飲むというのもいいでしょう。食べたいと思ったときに、5分間だけ我慢するというのもあります。たかが5分と思うでしょうが、5分間我慢すると食べたいという欲求がかなりおさまってくるはずです。

食事日記をつけるというのもひとつの方法です。1日に口に入れたものをすべて記録するので、少したいへんな作業になりますが、どのような状態で食べたくなるのかがわかります。いままで自覚してこなかったことが明らかになり、食欲のコントロールができるようになっていきます。レコーディングダイエットは、これを上手に利用したものです。ノートを用意して1日に食べたものを記録していきます。まずは休日の1日を記録してもいいでしょう。

どうしても食べたくなったときにすること、食べている己を知る、というわけです。

43. ゆっくり時間をかけて食べよう

早食い、まとめ食い（もしくはかため食い）、気晴らし食い、イライラ食い、つきあい食い、衝動食い、ながら食い、じつにいろいろな食行動（習慣）がありますが、すべてがよくありません。

しかし、自分がしていることがこれらに相当するという自覚があまりありません。太ってしまうのは、残念ながら自分のしていることがわかっていないからです。

そんな中でも早食いは比較的わかりやすい食行動といえます。他人といっしょに食事をしていて、自分だけ早く食べ終わってしまう。まさに早食いです。

食事にかかる時間をはかってみてはいかがでしょう。朝食は？　10分ですか。10分もかかっていないのではないでしょうか。昼食はどうでしょう。忙しいから、10分もかけていませんとおっしゃる方は、忙しくなくても10分もかけていないはずです。夕食はどうでしょう。少し時間をかけていることでしょう。それでも1時間もかける人はいないでしょう。

イタリアやフランスでは、食事の時間をたっぷりとります。ゆっくりと食事を楽しみ、会話も楽しみます。食べることは、わたしたち人間にとってたいへん大切です。だから、時間をかけてじっくりと食べる、これが大切です。

医学的に見ても、太りすぎを防ぐにはゆっくり食べることです。満腹中枢にそろそろおなかがいっぱいだという信号が届くのに、20分ぐらいかかります。満腹中枢が働き出す前に食べ終わってしまうようでは、食べ過ぎてしまう結果になります。

1回の食事は20～30分かけて食べましょう。ゆっくり食べるコツは、よく噛むこと、途中で休むようにすること、味わって食べることです。よく噛むことは別の項でも取り上げますので、途中で休む、味わって食べることを紹介します。

途中で休むとは、箸休めのときをつくることです。食事の間ずっと箸を持っていないでしょうか。箸を置く習慣のない人はけっこういます。食べている間、次の食べものを追い、食べものを口に運ぶために、箸を動かし続けています。次の食べものを追う間、箸を置くという習慣をぜひつけてください。箸置きを使うというのも、ひとつの方法です。箸置きがあると、箸を置くようになりますから。

味わって食べましょう、とはいうまでもないですが、早食いをしていては、食材を味わうことはできません。「新芽」を食べましょうと述べましたが、新芽はそのときしか味わえない、旬のものです。野菜や果物、魚には旬があります。食べ頃の美味しさを味わうようにしたいものです。

四季のある国に生まれた喜びを、食材を味わうことで堪能しませんか。

44. 夜9時以降は食べない

ドカ食い、もしくはまとめ食い。朝食は食べない、昼食は軽食のみ、夕食に1日分の食事をとるような食行動は肥満を必ずまねきます。食事の量は、朝食はたっぷり、昼食は少し多め、夕食は軽めに、これが理想です。昼間は、体も脳も働きます。当然エネルギーが必要になりますから、朝からしっかり食べることです。お昼も定食をお勧めします。夕食を軽くしておくと、寝ている間に体重が減っていきます。おなかがすいて目が覚めるという食習慣がもてたら、最高です。

夜遅く食べると、消化・吸収の時間が少なくなり、肥満になります。夜は遅くとも8時までには食べ終わるようにします。残業のために食事時間が遅くなるときは、夕方5時ぐらいに軽食を食べ、帰宅後の食事はできるだけ軽くします。宴会が続いたり、夕食後にケーキを食べたりしていると、体重は間違いなくふえてきます。9時以降は、食べものは口にしないと決めてもいいでしょう。

ながら食いというのは、仕事をしながら、テレビを見ながら食べるということだけではありません。たとえば、カラオケで人が歌うのを見ながら、ゲームをしながら、電話をしながら、新聞を読みながら、何かをしている間にちょっと食べものをつまむというのも入ります。自分では食べているという自覚がないのに食べている、そのことをいいます。

きちんと食べているという自覚をもって食べたい。これが肝心です。

自らの食習慣を顧みてください。

45. 女性は意識的にカルシウムを

女性のほうがなぜ長生きをするのでしょうか。１００歳以上の人口をみても女性は86％を占めています。ところが、健康寿命という見方をすると、女性は長生きはしますが、必ずしも健康でないことがわかります。

健康寿命とは、無障害平均余命といいますが、「健康上の問題で日常生活に何か影響がありますか」という問いに、「なし」と答えた人を「無障害者」とし、いわゆる平均余命の考え方に則《のっと》って、無障害者である期間を計算したものです。

これは『国民生活白書』に発表されます。２００４年のものですが、65歳の人が無障害で生きられる年月は男性で12・64年、女性で15・63年です。これを平均余命から見ると、

65歳時点での平均余命と無障害平均余命の推移

男性

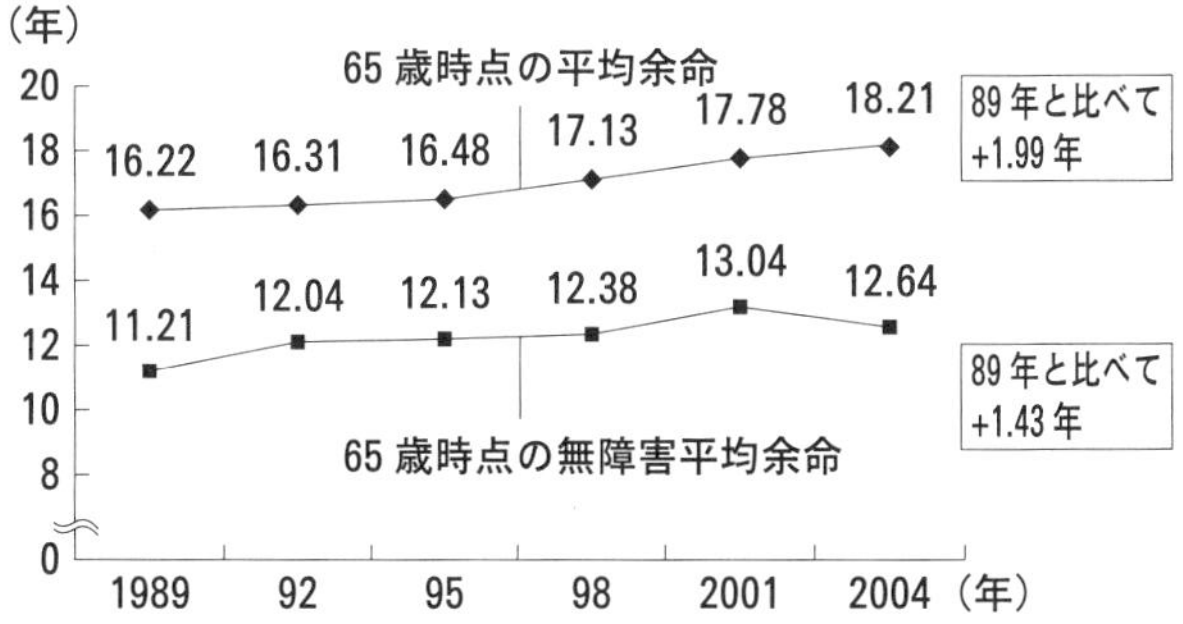

女性

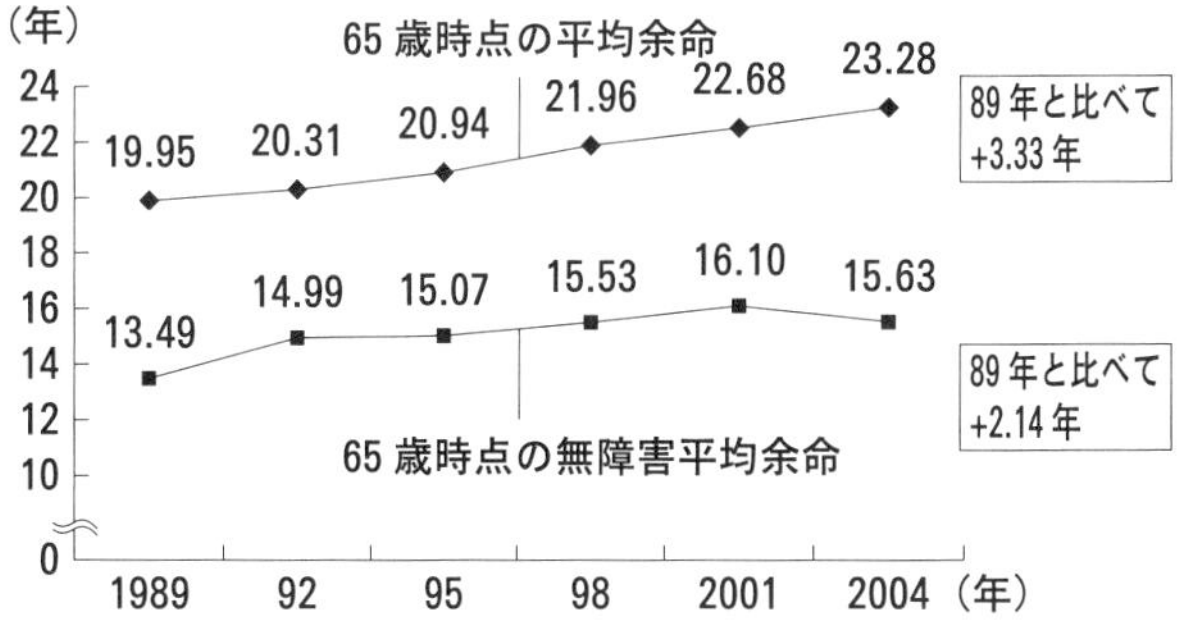

〈平成18年度　国民生活白書より〉

男性で65歳の人は18・21年生きられる計算ですので、差し引きで5・57年、女性は23・28年ですから差し引き7・65年となります。わかりやすくいうと、女性のほうが長生きをするが、健康でいられるのは期間が短く、65歳を起点とすると7・65年は健康上の理由で日常生活に支障があるということです。男性は5・57年ですから、女性より長生きできないが、日常生活に支障のある期間は少ないというわけです。

長生きはしたが、健康ではない。これは、なんとか防ぎたい。そのカギとなるのが女性の場合、カルシウムなのです。

女性は、更年期を迎え、急激に女性ホルモンが減少します。女性ホルモンは、骨の形成（骨をつくる作業）や骨の吸収（古い骨を溶かし、壊していくこと）に関係しています。そのために、更年期を過ぎた女性は骨粗鬆症《こつそしょうしょう》になりやすいのです。骨粗鬆症は、骨がスカスカになり、ほんのちょっとした刺激でも骨折の原因になり、寝たきりになってしまう可能性があります。健康寿命を損なう大きな原因の一つです。骨粗鬆症は、骨の中のカルシウムが不足することで起こります。カルシウムを補給しておくことが重要になります。

カルシウムは、牛乳などの乳製品、豆腐などの大豆製品、そして、丸ごと食べられる小魚、緑黄色野菜に含まれています。カルシウムの必要量は1日に600㎎です。牛乳1本で200㎎、ヨーグルト200㎖で220㎎、お豆腐なら3分の2丁で240㎎とれます。イワシの小さいもので1匹に210㎎。牛乳にヨーグルト、それに小魚を取る必要があります。

がんばって、カルシウムを。

46. 粗食は老化を進める

歳をとったら粗食で十分というような、誤った情報があるようです。食べすぎはもちろんよくないのですが、あくまでも量を取りすぎてはいけないということであり、バランスのよい食事をきちんととらなければいけません。いままで述べてきたように、たんぱく質も糖質も脂質も、いずれも欠けてはいけません。貧しい食事は、体にも脳にもよくありません。

特別なものをとる必要はありません。普段の食事にこれまで紹介した食品をすこし加えればいいのです。また、食事の仕方も工夫してください。食べる順番を守ってください。

むずかしいことはありません。

思えば、世界中の料理の中で日本料理ほどバランスがいいものはありません。日本に生まれた幸せを料理を通して味わいましょう。
あらためてわが国の料理を見直してみませんか。

レッスン2

日常生活の一工夫で脳とこころが活性化します

習慣編

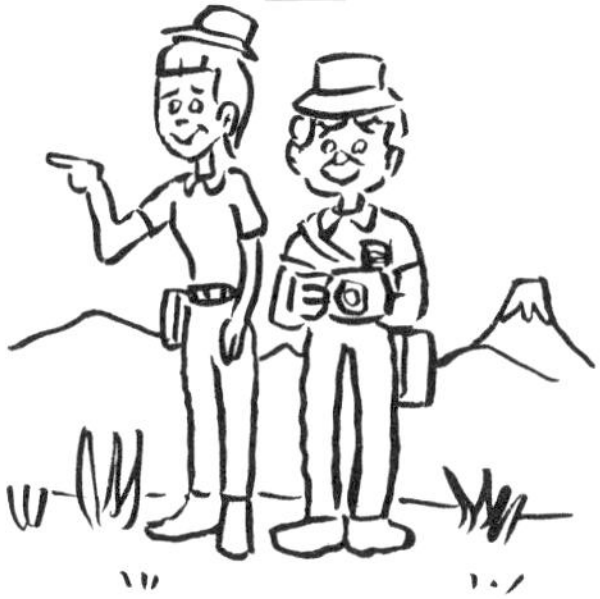

47. 長寿遺伝子は誰でももっている

100歳以上長生きして、元気はつらつと人生を謳歌している人々を尊敬をこめて「百寿者」と呼んでいますが、100歳を超えて元気な人々はふつうの人と違って、何か特別な遺伝子を持っているのでしょうか。

長寿に関係する遺伝子はいままで30個以上発見されています。酵母を使った実験から発見された長寿遺伝子が、「Sir2」(サーツー)遺伝子です。この遺伝子を見つけたのは、マサチューセッツ工科大学のレオナルド・ガレンテ教授。アメリカ・ボストンにある大学の研究室を訪ねたり、日本で開いた学会にもきていただいたりと、教授とはたいへん親しくさせていただいています。

このSir2長寿遺伝子の発見過程もくわしくお聞きしました。その発見過程から、また教授との対談からも、百寿者を目指す、健康長寿のためのいくつかの方法が示唆されました。そのひとつは、レッスン1でも述べてきたカロリー制限です。

Sir2遺伝子は、酵母菌から発見されたのですが、この遺伝子はエサがたくさんあって、暖かいぬくぬくとした環境に育った酵母菌では活性がないのですが、エサが乏しく、外気温の寒い環境（実験では冷蔵庫の中に２〜３ヵ月放置された）で育った酵母菌では活性が認められました。Ｓｉｒ２のＳｉｒは、サイレント・インフォメーション・レギュレーターの略ですが、「静かなる情報を規定するもの」とでも訳すことができます。サイレント、静かなる状態、これが重要な意味を持っています。酵母菌が活発に活動していない状態こそ、長寿遺伝子の発現にとって必要だったのです。

酵母菌のエサが与えられていない状態は、わたしたち人間でいえば、カロリー制限です。食べ過ぎてぶくぶくと太っている人では、この遺伝子は活発に働きません。まず、食べ過ぎない、適正な体重を維持することが肝心です。

もうひとつ重要なことは、このＳｉｒ２遺伝子は、ヒトなら誰もが持っていることです。長生きしているヒトだけが特別に持っている遺伝子ではなく、ヒトがもともと持っている遺伝子の中に含まれていました。

遺伝子は、ワードローブに並んでいる洋服のようなものだと思ってください。いつも着るものもあれば、式服のように結婚式やお葬式でしか着ないものもあります。

カロリー制限をし、スマートなかっこいい洋服が着られるようになると、Ｓｉｒ２遺伝子は活発に動き出します。誰もが持っていることがわかったのに、それを活用しない手はないでしょう。

あなたもワードローブを見直して、やせていたときは着ることができた洋服をもう一度引っ張り出して着られるようにがんばってみませんか。そうすれば、あなたも百寿者の仲間入りができる可能性があります。

48. 健康長寿の第一歩は階段の上り下り

遺伝子は、ワードローブに並んでいる洋服のようなものですが、なかでも長寿遺伝子を式服のようにめったに着ないような洋服として扱っていてはいけません。普段着のように、毎日着るものにしなければいけません。

ちょっと太っている人は、そのぶくぶくとした状態を解消し、スマートにならなければいけないのですが、それもあまりむずかしく考えないでください。まず、いまの体重の5％減を目指します。60kgなら3kg、70kgでも3・5kgの減少です。それも時間をかけて結構です。3ヵ月ぐらいかけてゆっくり取り組みましょう。やせている人は、ぜひいまの状態を維持してください。

太っている人の場合ですが、食べている量を1割減らすことからはじめ、体を積極的に動かすことをこころがけるだけで十分です。食事の話をレッスン1でたくさんしましたから、この章では日常生活の中で体を動かす意味を説明します。

体を動かすといっても、スポーツジムにわざわざ通わなくても結構です。毎日の生活の中で、エスカレーターやエレベーターを使わない、階段を上り下りする、できるだけ公共の電車やバスを利用する（自家用車やタクシーを使わない）、少しの距離なら歩いて行く、こうした生活に少し改善することで達成できます。やせている人でも同じです。便利さにかまけて、何もしないと、肥満は必ずあなたの足元に忍び寄ってきます。

というのも、現代生活は便利になると同時に、体を動かさなくてもすむようになってきているからです。都会なら交通機関は縦横に発達していますし、駅にはエスカレーターやエレベーターが完備しています。動く歩道まであるくらいです。通信手段も大変進歩して、携帯電話は国民ひとり（赤ちゃん、幼児を除いて）に1台になろうとしています。いつでもどこでも電話がかけられるようになりました。それだけ人に会うために出掛ける必要がなくなりました。炊事洗濯などの家事にしても少し前のことを思えば、ずいぶんと楽になっています。部屋の中を掃除してくれるロボット掃除機さえあります。さらに、テレビをはじめ、エアコンなど家の中の電器製品のほとんどはリモコンで作動できるようになりました。

歩かなくてもいい、動かなくてもいいという環境にずいぶんとなってきています。そんな中で、意識して体を動かそうと思わない限り、あなたは肥満に絶対に襲われます。くれぐれも体を動かしましょう。注意してください。

49. ひとくち30回は噛もう

体と同様に動かす習慣をつけてもらいたいのが顎です。顎を動かすとは、よく噛むことです。よくよく噛めよ、カメさんよ、といった替え歌があります。鶴は千年、亀は万年といわれるくらい、長寿の生きものといわれていますが、「噛む」ことはたいへん大切です。

百寿者のおひとり、三浦敬三さんもよく噛む人でした。総義歯でしたが、ひとくち60回噛むことを習慣にして、圧力鍋でまるごと煮た鶏を骨まで食べていました。総義歯の調整は、歯科医にたびたびしてもらい、よく噛むために歯を常にいい状態にしていました。

別の項で紹介する昇地三郎さん（104歳）も、健康の秘訣は噛むこととおっしゃっています。ひとくち30回は必ず噛み、固い肉なら40回、うどんですら30回噛みます。ご兄弟も長生きされていますが、そろって食事となると、みなさんしっかり噛んで食べるので食事時間がたいへん長くなるそうです。

三浦さんのように60回も噛めば、最高ですが、わたしは少なくとも30回噛むことを勧めています。レッスン1の食事編でも、ゆっくり食べることを推奨しましたが、ゆっくり食べるにはまずよく噛むことです。ひとくち30回を目指してください。

講演会で30回噛むことを推奨していますが、それを聞いてから毎食30回噛むことを実行している方から報告をいただきました。いままでは何を食べるのにも10分もかかっていなかったそうです。ところが、30回噛むようになってから、食事に30分はかかるようになり、食べものの味もしっかりわかるようになりました。なにより食べることが楽しくなったといってくれました。

わたしたち人間が食べるのは、生命を維持するためだけではありません。食べること、食事は文化のひとつです。ただおなかを満たすためだけに食べていたのでは、文化に対する冒とくといってもいいでしょう。日本料理もそうですが、フランス料理、中華料理など、さまざまな料理が世界中にありますが、それらを楽しむのはそれぞれの文化に出会うことでもあります。

家庭料理もそうです。おふくろの味とはよくいったものですが、自らを養ってくれたのがおふくろの料理です。たまにはおふくろの味を思い出し、つくってみるのもいいでしょう。つくってもらえるお母さんがいらっしゃれば、最高です。

さて、こうしてつくった料理を、ひとくちひとくちゆっくりといとおしむようにして口に運びましょう。素材のおいしさがわかるだけでなく、気持ちがゆったりしてきて、食事が楽しくなるはずです。

50. 自前の歯をもっている人はボケない

三浦敬三さんは残念ながら総義歯でしたが、自前の歯の重要性が「アジア・オセアニア国際老年学会議」で発表されました。東北大学大学院の渡邉誠・歯学研究科教授のグループが、宮城県仙台市内に住む70歳以上の高齢者を対象に調査したところ、自前の歯の本数と認知症が関係していることがわかったのです。

健康診断を受けた1167人に認知症の程度を測るテストを受けてもらい、まったく正常な群、軽度の認知症が疑われる群、認知症が疑われる群の3つのグループに分類しました。この3つのグループの人たちで残っている歯の数を比較しました。

その結果、認知症がまったくない正常な人たちは平均で14・9本の自前の歯を持っていました。軽度の認知症が疑われる人たちは13・2本、認知症の疑いが強い人たちでは9・4本でした。健康な人ほど自前の歯をもっている本数が多いことがわかります。認知症が疑われる人より健康な人は自前の歯を5本も多く持っていたのです。口の中には、28本しか歯はありません（親知らずを除く）から、5本はかなりの違いといえるでしょう。

さらに、渡邉教授らは残っている歯の本数や噛みあわせることができる歯の本数と、MRIを使って脳の容積を調べ検討しました。すると、残っている歯の本数の少ない人、噛み合わせることのできる歯の本数の少ない人ほど、記憶をつかさどる脳の海馬付近、意思や思考といった重要な機能を担う前頭葉などの容積が減っていました。

つまり、自前の歯の少ない人、そして噛むことができない人ほど、ボケやすいことがわかったのです。

歯周病などで歯を失っても、入れ歯をつくればいいと思っているでしょうが、自前の歯をもっていることがいかに重要かがこのレポートでよくわかります。また、歯を失ったら、放っておかずにきちんと合った入れ歯をつくったほうがいい。

自前の歯で食べものを砕き、唾液を混ぜ合わせて消化管に送り込む。歯のこの働きを通して、歯茎に刺激が与えられ、これが脳の活性化につながると思われます。歯がなくなり、歯の周辺の神経が失われると、刺激が脳に伝わらなくなり、それが脳に悪影響を与えるのでは、と渡邉教授は述べています。

噛むという行動は手足を動かすより緻密で複雑なのだそうです。確かに、口の中ではごく小さなものを感じ取りますし、それを取り除くこともできます。噛むには、左右の顎の筋肉を伸ばしたり、縮めたりしなければなりません。歯と脳の間には強力な神経のネットワークがあり、噛むことで脳の血流や代謝がよくなり、活性化するのです。

訪問歯科医療を実践している著名な歯科医師が、脳梗塞を起こして一命はとりとめましたが、体の片側にマヒが残る状態になりました。しゃべることもおぼつかなくなったのですが、よく噛むことで脳の血流がよくなるはずと、食べものを食べるときはもちろん、食べていないときもカチカチと歯を合わせていたところ、片側のマヒもよくなり、話すこともスムーズにできるようになりました。ご自身の歯が残っていたことが幸いしましたが、噛むことがリハビリになったのです。

さあ、「よくよく噛めよ」を実践しましょう。

51. 唾液は意外と働きもの

おいしいものを見ると、口の中につばが出てきます。つば、唾液ですが、唾液は耳下腺、舌下腺、顎下腺《がっかせん》という大唾液腺、舌、口唇、口蓋《こうがい》など口腔粘膜にある小唾液腺から分泌されます。成人が1日に出す唾液の量は0・5～1・5ℓといいますから、かなりの量です。

唾液は、消化を助ける消化液でもありますが、歯の表面を清掃したり、歯が酸性に傾くのを防いで虫歯を予防したりしています。抗菌作用もあるようです。

唾液が出なくなった経験はどなたでもあると思います。緊張のあまり、口が渇くのは唾液が出なくなったからです。イライラしたり、ドキドキしたりすると、唾液の出が悪くなります。また、年をとると、唾液の分泌量が減ってきます。さらに、生活習慣病などでいろいろな薬を飲むようになると、副作用として唾液の量が減ることがあります。降圧剤、抗ヒスタミン剤、気管拡張剤、三環系抗うつ剤などを服用すると、唾液の量が減ります。

唾液には、パロチンというホルモンが含まれていて、老化防止に役立つと注目を集めました。現在はホルモンとしての存在は否定されたようですが、唾液には成長ホルモンは含まれています。成長ホルモンが、老化防止に大いに働くことはさまざまな研究で明らかになっていますから、唾液がたくさん出るようにしたいものです。

唾液をたくさん出すには、なんといってもよく噛むことです。噛めば噛むほど唾液は出てきます。唾液に少し気を配ってください。

52. 新聞を読み、世界に関心を持つ

101歳で亡くなったアメリカの修道女シスター・マリーの話をしましょう。

シスター・マリーは、11人兄弟の長女として、1892年にアメリカのペンシルバニア州で生まれました。早くに両親を亡くしたこともあり、中学を出て、修道院に入りました。中学しか出ていなかったのですが、修道院で通信教育を受け、高校卒業の資格をとると、19歳で田舎の学校で数学の教師を務めはじめます。通信教育の成績は、全科目でほとんど優だったそうです。

84歳で教職を降りても、修道院の中で知的な活動を続けていました。ボランティアとして地域の活動に取り組む一方で、毎日新聞を隅から隅まで読み、世界の動きにも大きな関心を寄せていました。「わたしが引退しているのは、夜眠っているときだけよ」が口癖だったようです。

彼女のいたノートルダム修道院に、アメリカ・ケンタッキー大学医学部の予防医学研究

グループが、加齢と認知症の研究に訪れました。修道院のように、同じような環境に生活している人たちを観察し、どのような人が認知症になりやすいかを調べようとしたのです。75歳から107歳までの修道女678人を対象に調査しました。修道女たちは、研究の意図を十分に理解し、全員参加したそうです。

この調査で、101歳で亡くなったシスター・マリーも解剖されたのですが、脳の重さは870gしかありませんでした。通常は1200gありますから、明らかに脳が萎縮していました。脳の神経細胞は脱落が目立ち、アルツハイマー病の特徴である老人斑もみられ、神経原線維変化（神経細胞に細い線維が絡まった状態）も多数見つかりました。アルツハイマー病であることは間違いがありません。

しかし、シスター・マリーは認知症を判定するテストではまったく正常、生活もしっかりしていて、知能テストでも高得点だったのです。認知症の症状は見られませんでした。

研究者たちは、解剖で脳にアルツハイマー病の症状が出ていたのに、シスター・マリーはなぜアルツハイマー病ではなかったのか、それは、彼女の生き方や生活習慣にあるのではないかと推測しています。

まず、彼女はなにごとにも非常に積極的でした。研究者が修道院を訪れ、研究を説明し、参加を依頼したとき、真っ先に手を挙げたのは彼女でした。ほかの修道女に研究の重要性を語り、参加を促したそうです。

また、彼女は常に頭を使っていました。新聞を隅から隅まで読み、世界にも興味を持ち、ボランティアに参加する。こうした生き方が、解剖学的には脳はアルツハイマー病だったのに、彼女が正常だった理由ではないかと分析しています。

亡くなるまで頭を使って生きる、これが大切です。

53. なんでもやってみようという精神

三浦敬三さんが、日本抗加齢学会の広報紙でインタビューに答えていました。

食事や普段の生活ぶりが紹介されていましたが、インタビューアーが、イチョウの葉が脳の血流をよくするという話をしたところ、たいへん興味を持って、ご自身でも調べ、春に出てくるイチョウの葉を摘んでこれを乾燥させてお茶にして飲んでいたと聞きます。

自分でいいと思ったら、すぐにやってみる、これは、非常にポジティブな証拠です。何ごとにも前向きに取り組むことが脳の活性化には欠かせません。しかも、すぐに取り組めるのは脳が若いといってもいいでしょう。

テレビなどで健康法がよく紹介されますが、やってみようと思うことはいいことです。たとえ、長続きしなくても、思いついてやるだけでもいいのです。やってみようと、体を動かすことに意味があります。

よく腰が重いといいますが、長生きをしている人を見ていると腰が軽い印象があります。実際に体を動かす場合でも、スッと動いていきます。

日ごろの体の動きだけではありません。104歳になる昇地三郎さんは、100歳を過ぎてから世界をめぐる旅行をしています。100歳を過ぎても、軽々と世界一周旅行に出かけるというのは、究極の腰の軽さです。腰が軽いのは悪い印象がありますが、なんでもやってみようと動き出すのは悪いことではありません。

54. 2日前の日記をつけよう

記憶には、短期記憶と長期記憶があります。もう一つ感覚記憶というのがありますが、感覚記憶は映像や音などを1～2秒記憶することです。

短期記憶とは、もう少し長い時間の記憶になりますが、約20秒間から数日間保持される記憶です。短期記憶を長期記憶にするには、長期記憶の倉庫へ転送しなければなりません。

転送するときに必要なのが、維持リハーサルと精緻化リハサールです。

維持リハーサルとは、くり返して覚える方法で、英単語を声に出して何度も何度もくり返して覚えた経験があると思いますが、これが維持リハーサル。精緻化リハーサルとは、年号を語呂合わせで覚えたり、関連付けて覚えたりすることで、たとえば、鎌倉時代と源頼朝を関連付ける方法です。そのほか、カテゴリーに分類して覚える、動作で覚えるなど、いろいろあります。そして、短期記憶は時間とともに失われていきますが、長期記憶は忘れない限り覚えています。

長期記憶を忘れないようにするには、長期記憶に少なくとも1回はアクセスしなければなりません。それが2日前のできごとを思い出す方法です。前日のことなら、かなり鮮明に覚えていると思いますが、2日前となると途端にあやしくなりませんか。

それを意識して思い出します。2日前の日記を書くというのもいい方法です。日記がまさに備忘録になります。2日前に食べたもの、食事内容を思い出すのはどうでしょう。これなら日記より簡単です。

長期記憶にアクセスする習慣を持っていると、ボケたかどうかがわかりますし、脳を使うことになり、ボケ防止に役立ちます。これもぜひやってみてください。

２日前の日記（食事内容の）を今日から書いてみましょう。

55. 本は声を出して読む

声に出して読む日本語という内容の本がベストセラーになりましたが、声を出して本を読むことを音読といいます。音読をしているとき、脳はどんな働きをしているのでしょうか。

まず、列になっている文字を読みます。列になっていることを認識するには、空間の中に（文字）列があるというように見ていきます。しかも、その列を注意深く観察しなければなりません。大げさにいえば、空間に浮かぶ１本のひもを正確に認識するという感じでしょうか。

次に、漢字とひらがなをそれぞれとらえていきます。これを音声にするのですが、その漢字、ひらがながどんな読み方をするのかを文字知識（その文字に関する知識）、音韻知識（どのように発音するか）、意味知識（どんな意味があるのか）、文法知識（文法上の知識）を総動員して、確認していきます。文字によって知らないものもあるでしょう。辞書を引いたり、他人に聞いたりする作業も入ってきます。

そして、最終的に声に出して読みます。これには、発語という運動機能が係わります。これらの活動を脳の領域で見ていくと、頭頂部の連合野、側頭部の連合野、大脳左半球の頭頂部連合野、前頭前野の下前頭回などなど、さまざまな領域が活動しています。

実際に認知症の患者さんに音読をしてもらったところ、認知機能の低下が防げたという報告もあります。この報告では、音読に加え、簡単な計算（足し算、引き算、掛け算）を暗算でしてもらい、その結果を脳機能から分析しています。明らかに脳が活性化されていました。

新聞を声に出して読むという老化防止法がありますが、脳を使うことからすると、黙って読むよりいいはずです。

少し話が違いますが、噺家《はなしか》はかなりの高齢になっても噺ができる人が多いような気がしますが、これも声を出しているからかもしれません。

56. おはようといえる人はボケない

挨拶ができる人とできない人がいます。他人ときちんと挨拶ができるのは、コミュニケーションがとれる人です。

高齢者施設を運営している人に聞いたことがありますが、自ら進んで挨拶ができる人はボケないということでした。

家族の間で挨拶は当然のことですが、知らない人に対しても挨拶をするのは、少し勇気がいるかもしれません。挨拶をしても、無視されて返事が返ってこないのではないか、知らんぷりされるのではなど、いろいろ考えていると、できないものです。

知らない人とコミュニケーションがとれるということは、アルツハイマー病を防ぎ、認知機能の衰えを防ぐうえで、たいへん有効な手段であるといわれています。実際に、さまざまな研究が行われ、多くの実証がなされています。

挨拶ができない人とは、自分をオープンにできない人といってもいいでしょう。自分をオープンにしなければ、相手もオープンになりません。お互いにコミュニケーションをとるために、まず自分が変わらなければならないのです。

挨拶なんかしなくてもいいとあきらめてしまわないで、いまからでも遅くありませんから、積極的に人とかかわりあうことを目指しましょう。

57. 探しものをしているうちは大丈夫

あれ、どこやったかな、と家の中をうろうろ、うろうろ。メガネ、メガネと騒いでいたら、頭に載せていた。そんな経験がある人もいるでしょう。

探しものをしているうちは、大丈夫。ボケが進むと、探しものがあっても探さなくなります。よく考えてみると、探すというのは複雑な行動です。置いた場所を思い出すだけではないのです。それがいつだったのかという時間、何をしていたのか、どのような状態でそれを置いたのかという状況などをいくつも思い出さなければなりません。

時間を追っていくことも必要ですし、状況を思い出すのはもっと大変です。まさに無意識のうちにしたことですから、ひとつひとつ思い出していかなければ、探しものにたどりつけません。高度な脳機能を駆使しているといってもいいかもしれません。

認知症が進んでくると、どこに置いたかわからなくなることが多くなり、通帳や印鑑をなくしてしまうこともしばしばあります。自分では、今度こそしっかりしまっておこうとして、かえってどこにしまったかわからなくなってきます。この状態はまだいいのですが、誰かに盗られたのではないかと邪推するようになると問題です。

面倒だからと探しものをやめて、さらに昔はきれい好きで家の中もよく片づいていたのに、それが散らかり放題になってきたら、かなり認知症が進んでいると思ったほうがいいでしょう。

ここで少し病的なボケを取り上げておきます。

５個の品物を見せたり、言葉にしたりして、５分後にどれだけ覚えていられるかを調べると、60歳ぐらいから年齢とともに、記憶できる個数が減っていきます。80歳ぐらいになると、思い出せても２個ぐらいになってきます。しかし、これは80歳としては平均的といえます。認知症になると、ひとつも思い出せなくなります。記憶が短時間で消えていくからです。

よく知っている人の顔を思い出せない。顔はわかっているのに名前を思い出せない。これはよくあることです。後になって思い出せれば、これは正常。

認知症になると、名前が思い出せないどころか、よく知っている人の顔を忘れてしまいます。近所の人がわからなくなり、もっと進んでくると配偶者、息子、娘もわからなくなります。

２日前に食べたものを思い出して日記をつけましょうといいましたが、食べたものを思い出す、それが大変なのはそれほど問題ではありません。認知症が進むと、食べたこと自体を忘れ、食後にまだご飯を食べていないと文句をいったりするようになります。

約束を忘れて大失敗。誰にもあることですが、約束したこと自体を忘れてしまい、そんな約束はした覚えがないと逆上するようなら、問題です。自分の間違いに気がつかないといってもいいでしょう。

日記や家計簿をつけなくなる。長年日記をつけていた人が漢字を思い出せなくなったために、ひらがなが多くなり、内容も単純でお粗末になっていく。そして最後は書くのもおっくうになりやめてしまう。家計簿も計算が面倒になり、つけなくなる。日記や家計簿と同じように、年賀状も出さなくなります。まとまった文章が書けない、漢字を思い出せない、宛名が書けない、送り先の整理ができないなどの理由ですが、年賀状は毎年書くものですから、その変化はわかりやすいといえます。

家計簿をつけなくなるのは計算ができなくなるからといいましたが、買いものに行ってもお釣りの計算ができなくなって、お財布が釣り銭でパンパンになるのも認知症のはじまりです。釣り銭の計算ができないので、とりあえず、大きなお札を出してしまうからです。

ニュースに無関心になる。シスター・マリーと正反対の行動です。テレビの画面もただ眺めるだけになります。新聞も眺めているだけで、読んではいません。

このほか総合的な判断ができなくなる、昔のことだけよく覚えているなどの症状が現れたら、専門医に診てもらいましょう。

58. 呼吸法にこだわってみよう

オペラ歌手の中川牧三さんは、残念ながら105歳で亡くなられましたが、100歳を過ぎても日本とイタリアを行き来しながら、多くのお弟子さんにオペラの指導をされていました。

中川さんは、日本イタリア協会の会長をつとめられ、イタリアオペラの普及に力を注いでいました。お弟子さんには、大学の名誉教授から20代の若い人まで、100歳を過ぎても熱心にレッスン指導を続けておられました。夢中になると、発声練習としてオペラのアリアを2時間近く歌い続けることもあったそうです。

中川さんが学んだイタリア独特ののびやかなベルカント唄法が、長寿に大いに関係していると思われます。ベルカント唄法は、ゆっくりと長く息を吐きながら（腹式呼吸を行いながら）発声する方法です。中川さんの肺は酸素と炭酸ガスのガス交換がしっかり行われ、肺の老化が最小限に食い止められていたと考えられます。

歳をとると、肺の機能が落ちはじめ、ガス交換がうまくいかなくなり、十分に酸素を体の中に取り込むことができなくなります。当然、脳の働きも落ちてきます。

ベルカント唄法の呼吸法をくわしく紹介しましょう。

①なるべく静かに、少しずつ口から息を吐ききります。

②お腹に手をあてて、お腹全体が膨らむのを意識しながら息を鼻から吸います（腹式呼吸）。

③これを1日1回5分間くり返します。

横隔膜を上げたり下げたりして、酸素を取り込む呼吸法は、脳に酸素がいきわたり、ストレスを和らげるセロトニンという神経伝達物質をふやします。

オペラを歌うために身につけた呼吸法が、中川さんに長寿の道を開いてくれたのでしょう。呼吸は、それこそ亡くなるまでしなければなりません。ベルカント唄法とまでいかなくても、横隔膜を使う腹式呼吸法は身につけたいものです。

59. 笑顔をつくるだけで脳は活性化される

昔から笑う門には福来る、といわれますが、認知症に関してはどんな効果があるのでしょうか。

大阪大学医学系研究科公衆衛生学大平哲也准教授らの研究があります。

これまで40年以上にわたって、長期間調査をしてきた大阪府Y市の住民2516人について調べました。2007年に心臓などの循環器検診を受診した人たちで、回答に不備のあった45人を除外して調査しました。

普段からよく笑うなど、笑いの頻度を性別、年齢別に調べ、それとストレス状態、食事の内容、運動量、睡眠時間などの相関を解析しています。

ほぼ毎日声を出して笑う男性は約40%、一方女性は54%。女性のほうが笑う頻度が高いという結果になりました。また、年齢とともに笑う頻度が少なくなっていました。

認知機能については、①まわりの人から「いつも同じことを聞く」などの物忘れがあるといわれる→はい、②自分で電話番号を調べ、電話をかけることをしている→いいえ、③今日が何月何日かわからないときがある→はい、という3項目でひとつ以上当てはまる人を認知機能低下症状があるとしました。

65歳以上の対象者の中で、認知機能低下症状がある人は25・7%でした。そして、ほぼ毎日笑う人では認知機能の低下が少なく、ほとんどなし（笑わない）という人と比較すると、笑わない人は毎日笑う人より認知機能の低下がみられる人は2倍以上もいました。よく笑う人は認知症になりにくいといえるようです。

普段からあまり笑わない人でも、笑顔をつくるようにしていれば、最初は不自然かもしれませんが、そのうちに笑うようになってきます。

笑顔は自分のためでもありますが、他人も喜ばすことができますので、コミュニケーションにはたいへん重要です。いまからでも遅くはありませんから、笑顔をつくりましょう。

60. カラオケは一石二鳥の長寿法

若い人の間では、カラオケはレジャーの定番になりましたが、年配の人でもテレビなどにセットできるカラオケを使って自宅で楽しんでいる人もいるようです。

カラオケは、脳の音楽中枢を刺激しています。歌を歌う、楽器を演奏する、音楽を聴くといった行動は、新聞や本を読んだり、日記などにものを書いたりといったことと同じ高次機能に属します。

とくに歌を歌うのは、声帯を動かして言語を発する神経活動とよく似ています。音読の効果を述べましたが、音読より複雑で、もっと高度な機能を駆使しています。そのひとつが感情表現です。

65歳以上で現役を引退されたアマチュアのピアノ愛好家たちが集まっている同好会に誘われて、演奏発表会に行ったことがあります。日ごろの練習のたまものでしょうが、年をとってもこれほど指が動くのかと感心しましたが、何より感情表現が青年のように若々しいことに圧倒されました。

この感情表現の若さこそ、音楽によって脳が刺激されている特徴だと思いました。歌を歌うのもまったく同じです。感情がこもっていない歌はありません。

それだけ脳も若々しいといえるのではないでしょうか。

歌の上手い、下手ではありません。歌を歌うこと自体がいいのです。ひとりでこっそり歌ってもいいですが、できれば聴衆がいたほうがいっそう脳が刺激されます。

カラオケで歌って、他人とコミュニケーションを図る、まさに脳を刺激する一石二鳥の作業といえるでしょう。

61. おしゃれな人は長生きする

２０１０年の誕生日で１０４歳になる昇地三郎さんにお目にかかりました。待ち合わせの場所でお待ちしていると、真っ赤なジャケットを着て現れました。周りにいた人が振り返るぐらい鮮やかな、赤いジャケットをしっかり着こなしています。ほかのお召しになっているものを見ても、じつに若々しい。

昇地さんは、日本で初めての養護学校「しいのみ学園」の創設者で現在も園長をつとめています。現役の教育者です。

2人の息子さんが脳性小児マヒであったことがきっかけですが、肢体不自由な子どもたちや発達障害の子どもたちのために学校をつくろうとしました。2004年にしいのみ学園は創立50周年を迎えました。昇地さんは、心理学、教育学、医学、文学などを学び続け、医学と文学で博士号を取得しています。

100歳を過ぎてからも世界一周をし、新しい幼児教育メソッド「昇地式手作りおもちゃ親子愛情教室」の普及のため、講演旅行をしています。

世界各国の人たちと交流している写真を拝見しましたが、いずれも若々しい。服装も若々しさを手伝っています。若々しいから、おしゃれなジャケットが似合うのでしょうか。おしゃれをしているから、若々しいのか。両方だと思います。

もうひとり、100歳を過ぎてもおしゃれな人を紹介しましょう。有馬秀子さんです。

有馬さんは、東京・銀座でバーのママを50年以上続けていました。あるインタビューで、有馬さんの身ぶり手ぶりのたびにふっと香る香水に気づき、尋ねるとシャネル20番のオーデコロンをつけているとおっしゃっています。シャネル5番が有名ですが、有馬さんにいわせると若い人がつけるには、甘くていいようですが、歳をとったら似合わないと。それに香水は少しきついのでオーデコロンにしているそうです。

銀座のママという立場もありますが、100歳を過ぎてもなんというおしゃれでしょう。おしゃれは自分のためにしますが、他人に喜んでもらおうとするものでもあります。この人への心遣いが、脳を刺激しています。コミュニケーションを円滑にしようとしてすることは脳をたいへん活性化させますし、自分自身のボケ防止になるのです。

有馬さんは、ご主人の退職金で喫茶店を開きますが、コーヒーを入れるよりビールの栓を抜いたほうが簡単とバーをはじめます。バーで、魅力的だったのは有馬さんの会話力だったともいいます。人と話し、人に喜ばれることを目指した有馬さんのバーは財界著名人でいつもいっぱいだったそうです。

それに、有馬さんの上品なおしゃれが人をひきつけていたのだと思います。おしゃれができるのは、脳が若い証拠でもあります。

62. パソコン、携帯電話、テレビを遠ざける

地方でアンチエイジングセミナーを開催していますが、携帯電話もつながらない山奥で開催することがあります。

携帯電話をはじめ、もちろんテレビもパソコンもありません。聞こえてくるのは、川のせせらぎであったり、木々の揺れる音であったり、そして、風が渡ってくるのを感じます。自然環境が豊かなこういう場所で五感をすませてみるのは、脳の疲労をとり、活性化させるのに大いに役立ちます。

現代社会は、人工的な音にあふれています。身近な音でいえば、携帯電話の着信音、テレビの音、駅のホームでのアナウンスなどなど、意識して聞いてみると、たくさんの音で満ちているといってもいいでしょう。

こうした人工的な音が一切聞こえてこない状況は、脳にとってもストレスが非常に少ないといえます。脳を少し休ませてあげましょう。

音だけでなく、携帯電話をはじめ、パソコンなどの通信手段のおかげで、世界中どこにいても人とつながるようになりました。確かに便利ですが、それだけ「ひとり」になるこ

とがむずかしくなったといえます。

ある意味でひとりになれないというのは、常に誰かから監視されているといってもいいでしょう。こうした監視の目を振り切ってひとりになるのは、非常に解放された気持ちになるでしょう。

これも脳にとって大切です。

また、テレビを見ないというのも、脳を休ませる上では有効です。テレビを見ていると、映像、音という2種類の刺激が脳に送られています。どんな番組を見るかは自分で決めますが、流れてくる映像は自分でコントロールできません。送られてくる映像を見るだけです。好みでないものもありますし、非常に刺激的なものもあります。テレビを見ないということはこうした刺激から逃れることです。

たまには、テレビを見ない生活を送ってみると、脳の疲れ方が少し違うことがわかるでしょう。

63. 人には会いに行こう

人に会いに行こうというと、当たり前だと思うでしょう。わざわざ人には会いに行こうとしたのは、電話や手紙（もしくはメール）ですませるのではなく、会うことに意味があるからです。

会うのは、コミュニケーションとしてきわめて重要です。つまり、コミュニケーションは自分の持っている情報を伝えるだけでなく、相手との共感がありますが、自分自身の規制、相手の規制にもつながる場合もあります。会って話すことで、相手も変わり、自分も変わる可能性があるということです。

コミュニケーションではお互いにわかりあう、つまり共感がたいへん重要です。相手の身になって何かを感じる、それは相手の感情かもしれないし、痛みかもしれません。こうした共感こそ、人間のコミュニケーションです。

会わなくても電話や手紙（メール）でも、こうした共感は生まれますが、相手の身になることができるかというとむずかしいでしょう。やはり実際に会ってこそ本当の共感は生まれると思います。

脳にとっても、刺激の度合いが違います。初恋の人とデートをしたときのことを思い出してください。胸がどきどきして、たいへん緊張したでしょう。初恋の人でなくても、好きな人に会えば脳は活性化し、ときめき状態を維持しますし、反対に嫌いな人に会うとそれなりの負の感情が生まれてきます。感情の流れが生まれ、共感も発生します。当然、脳も喜びにあふれるでしょうし、反対に嫌悪の情が流れることもあるでしょう。それだけ活性化されるというわけです。

やはり人には会いに行きましょう。ときめきを求めて。

64. あきらめは老化のはじまり

三浦敬三さんは、99歳のときにモンブランを滑りました。そのときのことを息子さんの冒険家三浦雄一郎さんは、「我がおやじときたら、88歳でヨーロッパアルプスのオートルート（4000m級の尾根を縦走するクラシックツアー）をやると宣言し、見事に達成。ふだんからスキーが健康のもとと、国内では札幌の手稲をベースに毎日の日課としてスキーを楽しみ、春には八甲田山、立山などへも出かけ、90歳を超えてからも年間120日以上滑りまくっている。さらには自らツアーリーダーとなって、カナダやヨーロッパアルプスのスキーツアーを企画し、仲間を引き連れて出かけていくのだ。しかも、おやじは白寿（99歳）でモンブランを滑るとまでいい出し、本当に今年（2003年）の2月19日に、わたしと長男雄大の親子3代でモンブラン・ヴァレブランシュ氷河の滑降に成功したのだ」

といっています。

こういうチャンレジ精神は、百寿者に共通しています。現在、『ギネスブック』に世界一長生きした人として掲載されているフランスの女性ジャンヌ・カルマンさんは、85歳になってから、フェンシングをはじめました。

昇地三郎さんは、95歳から中国語を学び、いまでは中国語で日記をつけているそうです。英語で講演もされるようです。

自分にはできないと思うより、やってみる、新しいことにチャレンジし続ける、こういう精神は、脳を生き生きとさせます。

できないとあきらめてしまうことが、老化のはじまりと思いましょう。

65. 嫌なことはどんどん忘れる

百寿者と話をしていると、くよくよと思い悩む性格の人はほとんどいません。みなさん楽天的な性格の持ち主です。

じつは、脳の神経細胞は、年齢とともに萎縮していくと考えられていましたが、いくつになっても神経細胞が新たに生まれていることがわかってきました。

新しく誕生する神経細胞が、脳の中で記憶をつかさどっている海馬である働きをしていることがわかりました。海馬には、記憶はどんどん積み重なっていくだけと思われていましたが、海馬で生まれてくる新しい神経細胞は、意外にも古い記憶を消す役割をはたしていたのです。記憶をため込んでいくだけでなく、いらない記憶は消していく。海馬では、新たに誕生した神経細胞によって、過去の記憶の中で残すべきものと、不要と判断されたものが選別されているのです。もちろん、新しい記憶の蓄積にも働いていますが、この選別に一役買っています。

新しい環境に適応するためには、古い記憶を消去することが必要です。古い記憶、たとえば、住まいを変えたとしましょう。新しい住まいといままで住んでいた住居では、寝るところもトイレも違うはずです。新しい住居で寝所やトイレの場所を覚えなければなりません。一方でかつて住んでいた住まいの情報はいらなくなります。古い記憶、長期記憶として蓄積されたものを捨てて、新しい記憶と入れ換える必要があります。これが新しい神経細胞によって行われているのです。

じつは、生活する上で絶対に必要な記憶の変換だけでなく、嫌なことや思い出したくないことも、どんどん忘れていくのが百寿者です。

百寿者に、新しいことを覚えるのはたいへんだったでしょうと聞いても、過去の苦労話はまったくしません。それよりいまが素晴らしいという返事しか返ってきません。苦労して覚えたことは忘れてしまっているようです。子どもの頃、苦手だった勉強の科目を聞いても思い出せないのも百寿者のみなさんに共通しています。苦労を忘れてしまうから、長生きできるのかもしれません。嫌なことはどんどん忘れていきましょう。これが大切です。

66. 子孫のために美田は残さず

もとは、西郷隆盛が書き残した漢詩の一節「児孫の為に美田を買わず」から生まれたもの。子孫のために、いい田を購入するくらいなら、子孫の教育に回せとの意味もあるようですが、ここでは直接的に資産のことに言及します。

ひとつの考え方ですが、子孫のために資産（お金）を残そうと思わずに、自分のために使いましょうといいたい。コンサートに行く、旅行に行く、何か勉強をする、おしゃれをするなど、自分のためにお金を使いましょう。

仕事をしたり、家庭のことをしたりしてきた（きている）わけですが、これからは自分のために時間もお金も使っていきましょう。充実した納得のいく人生を歩む。そのためにお金を使います。

健康でいることが条件になりますから、自らの健康状態を徹底的にチェックしてもらうのもいいでしょう。スポーツジムに通うのもいいでしょう、ウォーキング用のおしゃれなスポーツウエアを購入する、プールで泳ぐ、もしくは歩くために年間利用券を買うなど、使い道はいろいろあります。

このへんで自分のためにお金を使ってみませんか。

67. 旅は脳の活性化に欠かせない

旅行に行くことを勧めたいと思います。

その理由を説明する前に以下の項目をチェックしてください。

□自分で電話番号を調べて、電話をかけることができる
□リーダーとして、何かの行事や企画運営を行うことができる
□何かの会の世話係や会計係を務めることができる
□ひとりでバスや電車を利用して、あるいは車を運転して、出かけることができる
□見知らぬ場所へひとりで計画を立てて旅行することができる

□薬を決まった分量を決まった時間に飲むことができる
□貯金の出し入れや家賃、公共料金の支払い、家計のやりくりなど、家計を管理することができる
□日用品の買いものをすることができる
□請求書の支払いができる
□銀行貯金、郵便貯金の出し入れが自分でできる
□年金や税金の申告書をひとりで作成することができる
□自分で食事の用意ができる
□自分で掃除ができる
□洗濯物、食器などの整理ができる
□手紙や文章を書くことができる

これは、わたしがかつて所属していた東京都老人総合研究所が発行している認知症の自己判断に使う、チェックシートです。

ある程度の教育水準を超えている人が対象となりますが、65歳から74歳までで10点以下、75歳から79歳までで8点以下だと、認知症の予備軍と思われます。

全部で15項目しかありませんので、10点以上とるのはかなりむずかしいといえます。

このチェックシートには、日常生活を送るうえで支障はないかどうかを調べる項目と、日常生活とは少しはなれて生活を楽しめるかどうかという項目があります。

見知らぬ場所にひとりで計画を立てて旅行することができるかは、生活を楽しめるかどうかを調べる項目です。

旅行に行くこと自体が、日常生活とはなれ、新しい経験を積むことになり、それも脳の活性化を進めます。それが見知らぬ土地であれば、なおさらです。また、旅先では予想もできないことに遭遇しますが、予定を立てるのは、それをある程度予測し、対処する方法を講じることです。

これから起こることを予想して、その対処法を講じるのは非常に高度な脳の機能が必要です。脳も活性化されます。

しかも、その旅行はひとりで行くわけですから、すべて自分ひとりで決めなければなりません。脳もフル回転することでしょう。

なんといっても旅行は予定を決めるところから楽しいものです。楽しいことは、脳にとって重要な要素なのです。

68. ボケない人は料理がうまい

『聡明な女は料理がうまい』というタイトルの桐島洋子さんの本があります。その内容を宣伝文からひきますと、「果断な決断力、大胆かつ柔軟な発想、ゆたかな包容力……」とあります。料理は、非常に日常的な行為でありながら、まさに決断力、柔軟な発想、そして包容力が必要なのです。

献立を考え、材料を集め、調理する。料理をしない人からすると、単純と思われる作業ですが、じつに頭を使います。認知症が現れると、料理（献立）を考えるのは嫌になり、毎日同じ料理をつくるようになるといいます。しかも、味付けもいい加減になり、美味しくなくなっていきます。

見方を変えれば、料理をきちんとつくれている間は大丈夫といえるでしょう。

三浦敬三さんは、１００歳を過ぎても自立していましたので、料理もひとりでしていました。紹介した鶏を1羽丸ごと圧力鍋で煮る方法もご自身がはじめたものです。鶏の丸煮も一度つくれば、数日持ちますので常備菜になりますから、毎食つくる手間は省いていましたが、それでも料理は三浦さんご自身の手によります。

料理には創意工夫が欠かせません。味をみるのは、脳の高次機能のひとつです。料理は日常生活の中で脳を活性化する作業のひとつです。ぜひ、毎食、脳を鍛えていると思ってやってみてください。

69. 1年先まで予定を組んでみる

聖路加国際病院の日野原重明先生は、1911年10月4日生まれですから、2010年に99歳になられます。

講演を1年150回することもあるそうです。1日に3回も講演したことがあるといいます。しかも、講演の予定は、5年先まで決まっているらしい。休みの日はほとんどないといいますから、まさにスーパー老人。

日野原先生は、5年先の予定まで組んでおられますが、1年先の予定を組んでみてはいかがでしょう。旅行でもいいですし、コンサートや観劇、スポーツ観戦でもいいと思います。今年はワールドカップがありましたが、こうした世界的なスポーツの祭典を見に行くのもいいでしょう。

1年先の予定を立てるのは、1年先の自分を想像することでもあります。どんな状況になっているのかわかりませんが、想像してみましょう。イメージを膨らませるのは、脳を活性化する方法のひとつです。旅行なら、目的地にいる自分を想像してみる。世界遺産の建造物を見学している、美しいビーチで休んでいるなど、パンフレットやインターネットの情報を手掛かりに思い浮かべてみましょう。誰にもできます。

1年先の旅行先のあなたは、しっかりくつろいでストレスも無縁です。

いろいろ想像して、しかもストレスも解消でき、脳の活性化に役立つ、1年先の自分を想像してみてください。

70. いつまでも男と女

あるスポーツクラブで少し年齢の高い人向けのコースに参加している人から、いい話を聞きました。

インストラクターの女性が、健康7ヵ条というものを教えてくれたそうです。この本を読んでいる人にたいへん参考になりますので、ご紹介させていただきます。

①1日に20分は歩く

②声を出して新聞を読む

③料理をする
④2日前のことを思い出してみる
⑤人と積極的に会う
⑥公共の乗りものを利用する
⑦恋をする

以上です。この本の中で、いくつかすでにくわしく解説してきたものも含まれていますが、注目したいのが7番目の「恋をする」です。

「人には会いに行こう」という項目でコミュニケーションの話をさせていただきましたが、コミュニケーションの基本は相手と共感することです。相手と深く共感するのは、恋愛でしょう。好きになる、恋をする。

若者でもあるまいし、と思われるかもしれませんが、人に会ってときめくことは脳の活性化には非常に有効です。恋愛とまではいかなくても、素敵な人だなと思うだけでもいいのです。恋心、ときめく感情は、若々しくさせてくれます。おしゃれにもつながっていきます。異性に対して関心を失うと一気に若々しさが失われていきます。

71. 7時間睡眠が長生きの秘訣

睡眠時間と死亡率の関係を表したデータが2004年に発表されています。愛知医科大学の玉腰暁子教授が、日本人約11万人の睡眠時間を調べたところ、7時間(6・5〜7・4時間)の人の死亡率がもっとも低く、それより長くても短くても死亡率が高くなることが、12年間(1988年から99年まで)の追跡調査でわかりました。

睡眠時間7時間の人がいちばん長生きするというデータはアメリカにもあり、今回の調査で日本人も同様の結果が出たことになります。

平日の睡眠時間を1時間ごとに区切り、死亡リスクを棒グラフにすると、短くても長くても死亡率が高くなり、7時間がいちばん低かったのです。睡眠時間7時間の人を1とすると、4時間以下の男性では1・62倍、女性は1・60倍高い。10時間以上では男性で1・73倍、女性で1・92倍高かったのです。

睡眠時間は、そのときに感じていたストレス、病気、喫煙、飲酒などの影響がありますので、その影響を差し引いて検討したところ、男性では睡眠時間が短い人では死亡率に関して変化はなかったのですが、女性の場合2倍にふえました。長い場合での変化はありませんでした。

睡眠時間と死亡リスク

6.5〜7.4時間睡眠の人のリスクを1とした場合。
睡眠時間は年齢の影響を調整して計算

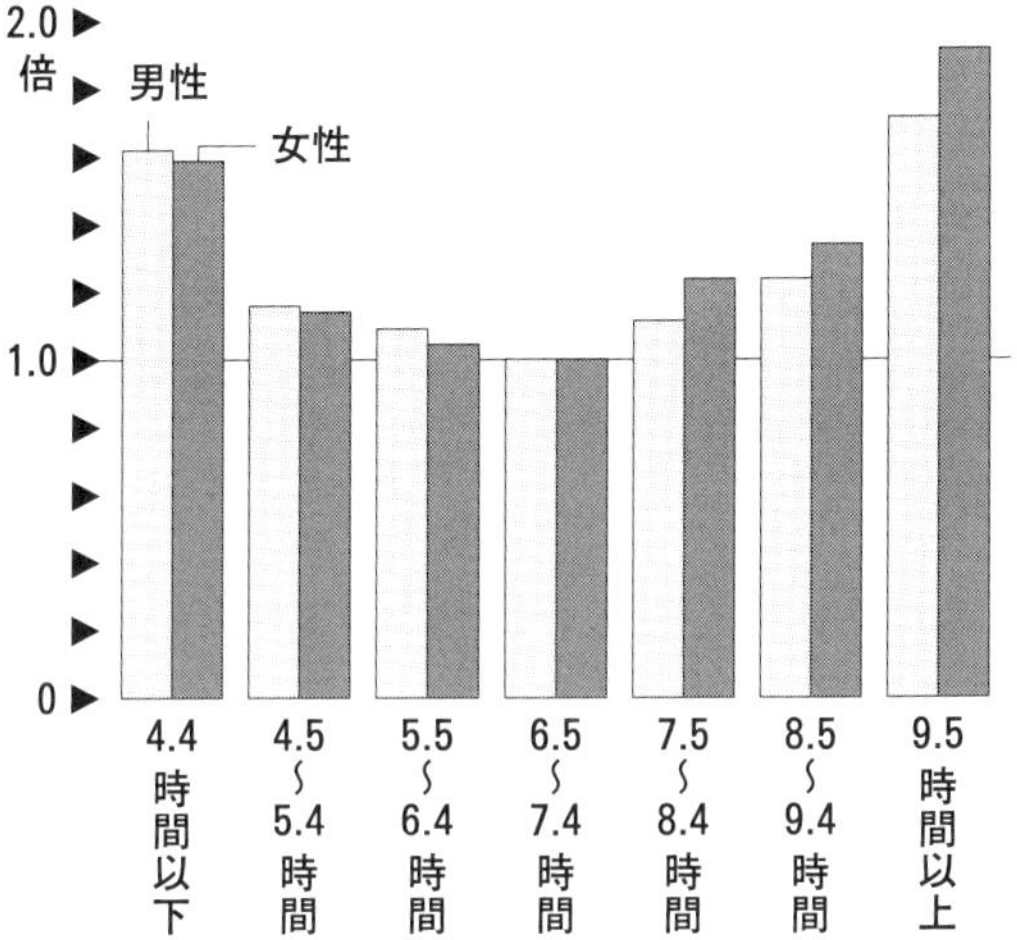

7時間の睡眠が体にいいかどうかは、睡眠時間の短かった人と長かった人に7時間睡眠してもらい、検討してみないと正確にはいえませんが、集団を調査した結果は7時間睡眠の人の死亡率がいちばん低かったのです。

睡眠中に分泌されるホルモンに成長ホルモンがあります。寝る子は育つといわれていますが、寝ている間に成長ホルモンが分泌されるからです。成長ホルモンというと、体の成長に関係するホルモンですが、骨や筋肉の成長だけではなく、食べものから入ってきた栄養を体の組織に変える代謝を促進したり、血糖値をコントロールしたり、脂肪の出入りを指示したり、さまざまな働きをしていることがわかりました。

アメリカでは、成長ホルモンを使って若返りの効果を調べていますが、いまのところ効果があったのは皮膚でした。若返りについてはまだまだ研究段階ですが、成長ホルモンが肝臓に働きかけ、「IGF-1」(インスリン様成長因子1)という物質を分泌させることがわかっています。

インスリンに構造が似ていて、作用もよく似ているので「インスリン様」といいますが、このIGF-1は、歳をとると分泌量が減っていくので加齢のバイオマーカー(生物学的指標)として注目されています。

成長ホルモンがIGF-1の分泌を促します。ですから、睡眠が長生きに関係していることは間違いがありません。ちなみに、成長ホルモンがよく出てくる時間帯は午前2時ぐらいから4時ぐらいにピークがあります。ぐっすり眠って、その時間にはできるだけ起きないようにしたほうがいいようです。

72. いいギャンブル、悪いギャンブル

ひとりで黙々とやるパチンコ、みんなでワイワイガヤガヤしながらする麻雀。どちらが脳にとっていいでしょうか。

これは明らかに麻雀のほうに軍配が上がります。多くの人とコミュニケーションをとる、人には実際に会って出会いを大切にする、こうしたことが脳を活性化するといってきました。当然、４人ひと組になって、ゲームについて、またいろいろな会話をしながら行う麻雀のほうがいい。人との出会い効果だけでなく、麻雀のようにいろいろと展開を予想し、考えながらするものと、パチンコのように機械任せのものでは、脳の動きも違うものになってきます。麻雀に限らず、トランプのブリッジ、将棋、囲碁といった、相手があって先を読むゲームは脳の活性化には十分役立ちます。

では、競馬、競輪はどうでしょう。先を読むという点では同じですが、相手が馬や自転車ではどうでしょうか。わたしは競馬、競輪といったギャンブルをほとんどしませんので、よくわかりません。

ギャンブルなら、相手があって先を読むことが条件のものをお勧めします。ただし、麻雀をやりながらのタバコは禁物です。

73. 彫刻家や画家はなぜ長生きするのか

彫刻家では、平櫛田中《でんちゅう》さん（１０７歳）が長生きでした。１００歳の誕生日の前にこれから彫刻するために必要な木材を30年分買い込んだそうです。「六十　七十は　はなたれこぞう」と書にしていています。同じく彫刻家の北村西望さんも１０２歳。

画家では、小倉遊亀さんが１０５歳、片岡球子さんが１０３歳、パブロ・ピカソが91歳、マルク・シャガールが97歳、と長生きの人が多い。

画家にしても彫刻家にしても、みな長生きしたわけではありませんが、長生きしている人が多い印象があります。画家や彫刻家が長生きするのは、手をよく使うからといわれます。カナダの脳外科医、W・ペンフィールドが描いた「感覚のこびと、運動のこびと」という図があります。体の各部分の大きさが実際の比率ではなく、脳との関わりの度合によって変えられています。それによると、脳の中で手を動かしている部分は足より大きい。手をしょっちゅう動かしているのは、それだけ脳を動かしていることになります。

創造的な仕事について、それが好きでずっと続けられたということは、常に脳も生き生きとしていたといってもいいでしょう。

もうひとつ注目したいのは、絵にしても彫刻にしても、それを描いているときはもちろんですが、ふだんから描くべきテーマを持っていることです。簡単にいえば、描きたいことがある。これが重要なのではないでしょうか。

生きがいといいかえてもいいのですが、これを一生持ち続けたことが長生きにつながったと思っています。芸術家、経営者の中で長寿者が多いのは、自らの生きがいが仕事にあったからといえないでしょうか。

健康長寿のために食事や運動、さらに生活の改善を提案してきていますが、これ以上に重要な要因が生きがいにあると思っています。

生きがいがあるから、やりたいことがあるから、長生きできるのです。生きがいは画家や彫刻家のように描きたいテーマというようなものである必要はありません。百名山を登る、世界遺産を訪ねる、日本の風景を写真に撮る、なんでもいいのです。お孫さんと一杯やりながら、自分の人生を語るというものでも結構です。自分が人生で得てきたものを子どもたちに伝えるのはたいへんいいことです。

生きがいは、まさに自分でつくるのですから。

74. 20歳のときの写真をじっと見つめる

ああ、あのときは若かったな、と懐かしがるためではありません。20歳のときの体を見てほしいのです。

大部分の方がおそらくいまよりやせていたのではないでしょうか。体つきもしまっていたはずです。体重でいえば、10kgぐらいは少なかったのではないでしょうか。

一生を通じて体重の変化が少ないのは、健康長寿につながると述べてきましたが、そのヒントになるのは20歳のときの写真です。

この本の帯でも使わせていただきましたが、日野原重明先生の20歳代の写真を見せていただいたことがあります。当時の体重は60kgで、いまと比較するとしわはありませんし、もちろん若いのですが、顔つきや体つきはそれほど変わっていない感じがします。現在の体重を聞いてみると63kgとのこと。体重が変わっていないということは、顔つき、体つきも変わっていないという証拠です。

20歳代と体重が変わっていない人は、メタボリックシンドロームにならないし、糖尿病にもなりません。

標準体重はBMIという数値で求められます。ボディ・マス・インデックスの略で、体重（kg単位）を身長（m単位）の二乗で割った数です。

体重が60kg、身長が１７０cmなら、60÷（１・７×１・７）で計算すると、20・76という数字が出ます。この数字は22が標準といわれています。この人は少しやせぎみです。標準体重は63・58kg。

標準体重を出すには、22×身長（m単位）×身長で出すことができます。

日本肥満学会では、22が標準で、25以上が肥満、18・5未満が低体重となっています。

さて、あなたの20歳の体重はどのくらいでしたか。ややややせ形のほうかもしれませんが、その後は確実に太ってきているのではないでしょうか。もう一度20歳のときの写真を見て、あのころに戻りましょう。健康長寿への道でもあります。

75. 同窓会には積極的に出席しよう

同窓会に久しぶりに出席してみると、ずいぶん老けてしまったなという人と、あのころと比べてもあまり変わらずに若々しい人がいます。

同窓会で老けて見られるようなら、それはあなたの責任です。お腹がぶくぶくしている人は食べすぎに運動不足です。病気でいえば、がんはなかなか防ぐことがむずかしいですが、糖尿病や高血圧、高脂血症、肥満は防ぐことができます。友人たちと体を比べてみましょう。

中学時代、もしくは高校時代、大学かもしれませんが、同窓会に出席したメンバーは、同じ社会環境に育ってきた人たちです。交通機関にしても、通信網にしても、家庭用品の電化にしても、同じ環境の中で年齢を重ねてきました。

戦後であれば、もちろん戦争は知りませんし、高度成長に関して身をもって知っているはずです。そうした同じ社会環境の中で、仕事は違うかもしれませんが、食欲にまかせて食べたり、運動らしい運動をしてこなかったために、いまの体になってしまったのです。昔と同じような体つきの人はきちんと自分をコントロールしてきたのです。日ごろの不節制はまさに同窓会での体に現れています。

それを確認しておきましょう。

同窓生の間で男性の場合、頭が薄くなってきた人を負け組というらしいのですが、これは致し方ないとして、体の負け組だけにはならないでください。

76. 目標は100歳の誕生日

わたしは、寿命制御している遺伝子やアルツハイマー病の研究をしてきました。その過程で実際に100歳を迎えた百寿者と呼ばれる方々にも多数お目にかかってきました。アルツハイマー病の研究からは、この病気がそう時間がかからずに、征服できると確信しています。寿命についても、ヒトは100歳を超えて長生きできることもわかってきました。実際に、百寿者の方々にお目にかかり、楽しく100歳を迎えることもできると実感しています。

そこで、自分の研究の成果としても、100歳まで無事に健康に生きて、家族や友人たちといっしょに誕生日を迎えることを目標にしています。

100歳の誕生日を健康で迎えることとは、そんなにむずかしくないと思っています。その方法はこの本でくわしく紹介していますが、格別にたいへんな努力が必要というものではありません。滅多に手に入らないものを求めることもありません。ただ、いくつかのことをきちんと守らなければなりませんが、それもそんなに困難なことではありません。

100歳を迎えるということは、夢のような話と思っていたときもありましたが、いまはちょっと自信があります。

みなさんも、百寿者になれる可能性が十分にあると思っています。

77. アンチエイジングな入浴法

日本人ほどお風呂の好きな民族はいないといわれます。確かに毎日お風呂に入るのは珍しいかもしれません。体をきれいにするだけなら、体を洗い、シャワーを浴びるだけでいいでしょう。

しかし、わたしたちは、お風呂にゆっくりつかり、1日の疲れをじっくりと取り去ります。この気持ちのよさは、日本人以外にはなかなかわからないかもしれません。

ここで、お風呂に入るときの注意点をあげておきましょう。よくいわれますが、あまり熱いお風呂に入るのはよくありません。少し温《ぬる》めと感じるぐらいがいいでしょう。

また、体の洗いすぎには要注意。体を洗うときもごしごし洗わなくても湯船につかっているだけで汚れは落ちていきます。ごしごし洗うと皮膚（体も）を守っている層が失われてしまいます。軽くなでるような感じで洗うだけで十分です。気になる汗ばんだところを中心に洗うだけできれいになります。

お風呂に入浴剤を入れたり、アロマの香りを楽しんだりして、ゆっくり入っていられるような工夫をしましょう。温めのお風呂なら、湯あたりもせずに、入浴タイムを身も心も味わうことができます。いつもせわしく働いているのですから、入浴タイムぐらいリラックスを心がけましょう。

78. ストレスがみるみるなくなる七つ道具

ストレス・リダクション・グッズといわれるものがあります。リダクションとは減少という意味ですから、ストレス解消グッズといってもいいでしょう。

現代社会に生きているわたしたちは、ストレスのもとになるものに常に囲まれているといっていいでしょう。仕事上のストレスは当たり前ですし、テレビやパソコンから垂れ流される情報もストレスになります。満員電車に押し込められるのもストレス、ちょっと肩が当たっただけでにらまれるストレス、ほしいものが手に入らないストレス、じつにたくさんのストレスがあります。

人間はある程度のストレスが生きていくうえで必要といわれていますが、それにしてもストレスがあふれています。

そこで、ストレスを解消してくれるものがあれば、すぐにでも手に入れたい。ここで紹介するのは、あなたの身の回りにある、なんでもないものです。

なんでもないといったのは、他人からすればなんでもないものですが、あなたにとってはストレスを解消してくれるものなのです。

たとえば、長年愛用している万年筆、好きな飲みもの（ミネラルウォーターなど）、子どもの写真（家族の写真）、チョコレート、肌触りのいいコットン、アロマオイル（お香）、バナナなど、自分の好きなものを机の片隅に置いておきます。ちょっと疲れたな、ストレスを感じるなというときに、そのうちのどれかを手にしたり、じっと眺めたりしていると、ストレスがなくなっていきます。

さすがに仕事を連想させるものは選ばないでしょうが、心がなごむ家族の写真の代わりにペットの写真でもいいと思います。

食べものでいえば、バナナは、エマージェンシーバナナといわれるくらい、ビタミンBをたくさん含んでいるのでストレスに有効です。チョコレートも同じですが、できればビターのものを選んでください。

食べなくても、それがあると思うだけでも心強いものです。

あなたのストレス・リダクション・グッズは何でしょうか。

79. 無病息災より一病息災

糖尿病で定期的に病院に通っている人がいます。

「いつも変わらないよ。血液やおしっこの検査をして、医者の話をちょっと聞くだけ」といっていましたが、あるとき医師に、少し気になることがあるので精密検査を受けてといわれ、検査を受けたところがんが見つかりました。早期がんだったので、入院期間も短く、予後も良好で、問題も起こりませんでした。

じつは、何か持病があって定期的に医師にかかっている人のほうが、重大な病気の発見が早く、それだけ予後もよく、健康状態を保つことができ、長生きするといわれています。反対に、病気ひとつしたことがないといっていた人が突然重大な病気に襲われ、治療の甲斐なく亡くなるというケースがあります。もう少し早く気づいていれば、手の打ちようもあったのに、といわれることもあります。

無病息災、つまりまったくの病気知らずですこぶる元気、というのは一見いいような気がしますが、自覚症状がない病気の早期発見が遅れることもあります。

持病があって定期的に病院に行かなければならないのは、面倒だと思っているかもしれませんが、かえっていい場合があります。持病に感謝です。

それに、定期的な通院によって病気の進行を遅らせているのですから、それも感謝です。健康長寿といいましたが、持病があっても毎日を快適に過ごすことができれば、それも健康です。病気にあまりこだわらないようにしたいものです。

80. 長生きホルモンの数値を測ってみる

長生きする人に共通しているもの、もしくは老化の目安（尺度）となるようなものをバイオマーカーともいいます。それがわかれば、自分が長生きするかどうかがわかります。

アメリカのメリーランド州ボルティモアで、国立老化研究所が1958年から長期間にわたり、住民の健康調査を行っています。

65歳以上の健康な男性を25年にわたって追跡調査した結果、健康で長生きをしている人には、3つの共通点がありました。

①低体温
②血液中のインスリン濃度が低い
③血液中のDHEA−S濃度が高い

低体温に関しては、Sir2長寿遺伝子は冷蔵庫にあった酵母から見つかったことを思い出してください。冷蔵庫はまさに低温状態です。また、カロリー制限しているアカゲザルが健康で長生きしていますが、この長生きしているサルも体温が低いことがわかっています。

ヒトでいえば、体温が低い状態は、体の代謝が低下し、その結果活動が最低限に抑えられるために、余分なエネルギーを使わずにすみます。これはインスリンの濃度も関係してきますが、無駄にエネルギーを使わないことが長生きの秘訣です。

ＤＨＥＡ-Ｓ（デヒドロエピアンドロステロンサルフェート）はホルモンです。このホルモンは性ホルモンであるテストステロン（男性ホルモン）やエストロゲン（女性ホルモン）の前駆体ホルモンといわれています。前駆体とは、「前段階にある物質」という意味で、性ホルモンになる前のホルモンというわけです。

ＤＨＥＡ-Ｓは、思春期前はきわめて低い値ですが、思春期以降著しく増加し、20歳でピークに達します。その後加齢とともに減少していきます。

九州大学医学部の名和田新教授らの研究グループが、90歳以上の超高齢女性を調査したところ、ＤＨＥＡ-Ｓが40歳代の女性と同じぐらい高い人がいました。その女性は、たいへん健康で、生活習慣病がひとつもなく、認知症をチェックするテストもまったく問題がありませんでした。

DHEA-Sが体の中でどんな働きをしているのか、まだよくわかっていませんが、DHEA-Sを受け取る受容体を調べた結果、体の中で炎症を抑えたり、動脈硬化を予防したり、インスリンの働きをよくしたりしているのではないかと、名和田教授は分析しています。このホルモンが多いと、動脈硬化などの生活習慣病になりにくいだけでなく、病気そのものにも強いのかもしれません。

インスリンに関しては、糖尿病があって100歳を超えている人が少ないというデータがあります。また、インスリンを受けとる受容体が機能しなくなった線虫の寿命は2倍に延びました。線虫の場合、インスリンの受容体が機能していないと、まわりにたくさん食べものがあっても、食べものがないと思い込み、冬眠状態に入って、代謝機能も落ちて長生きしました。

ヒトの場合では、インスリンの異常にはふたつの状態があります。ひとつは、血液中にブドウ糖が入ってきているのにインスリンがなかなか出てこなくて、出てきてもその量が少ない場合です。もうひとつは、インスリンは出てきているのに、効果を現さない、効きが悪い状態です。効きが悪いと、もっとインスリンを出せという指令が出て、インスリンを分泌している膵臓に負担がかかり、具合が悪くなっていきます。インスリンの量がすでに少ない場合は、膵臓に問題があると思われます。いずれにしても糖尿病です。

血液中のインスリンの濃度が低いというのは、インスリンの効きがよくて少なくてすんでいるという状態です。糖尿病からは遠い状態と思っていいでしょう。糖尿病にはなりにくい。

この2つが長寿を決めるホルモンです。アンチエイジングクリニックなどでは、これらの数値を測ってもらえます。一度検査を受けてみてはいかがですか。

81. 喫煙はアンチエイジングの大敵

タバコの害はいうまでもないと思います。タバコを吸う人の特徴のひとつにスモーカーズフェイスがあります。タバコを吸う人は、しわが多く、肌の老化も進んでいて、実年齢よりはるかに老けた顔になっています。

タバコによって、ビタミンCが破壊され、その結果、肌のコラーゲンが失われ張りがなくなり、さらに活性酸素によってシミができやすく、血行も悪いために唇や肌の色も悪い。これがスモーカーズフェイスをつくっているのです。

スモーカーズフェイスは、双子の追跡調査でわかりました。双子でも、このふたりが本当に双子なの、と疑いたくなる場合があり、調べていくと、その顔の違いはタバコにあるという報告があります。片方がタバコを吸わない、もう片方がタバコを吸う、たったこれだけの違いが、まったく違う容貌をつくっていました。これはテレビでも紹介されましたが、タバコの害を目で見る思いでした。

タバコを吸っていると、そんな顔になってしまいます。長年自分の顔を見ているので気づかないかもしれませんが、もしタバコを吸わない自分に出会ったら、驚くでしょう。そんなわけにはいきませんが、スモーカーズフェイスを思い出してください。

タバコはストレスの解消になるから、なかなかやめられないという人は、ストレス・リダクション・グッズの項をお読みください。ストレスの解消はタバコの独壇場ではありません。ストレス解消法はいろいろありますから、わざわざ体に悪いものを選ぶことはないでしょう。

いまはタバコをやめる方法はいくつもあります。禁煙パッチ、禁煙ガムを利用すれば、無理なく、やめられます。

82. 健康診断の結果はとっておく

持病があって、定期的に病院に通っている人は突然襲ってくるかもしれない病気にもある程度対処できると思いますが、病気がない人の場合、健康診断だけでは心配です。

そこで、少し調べてほしいのは、ご両親、親せきの間でどんな病気になった人がいるかということです。

がんは遺伝的な要素もありますが、必ずしも遺伝するものではありません。心臓病、脳卒中は、高血圧などが背景にありますが、遺伝とはいえないにしても、生活習慣が同じ場合があります。味の濃い、塩辛いものが好きだったり、反対に嫌いなものの中に血圧を下げる働きがあるものがあるかもしれません。食べものの好き嫌いは、親の嗜好が強く反映されます。これが血圧を上げている場合があります。

腎臓病など、明らかに遺伝するものもあります。両親や親せきに会う機会があれば、さりげなく確認しておくといいでしょう。

健康診断で精密検査を受けてくださいといわれたことはありませんか。検査数値が警告を発しているのですから、無視してしまうのはもったいない。どんな病気でも早期に見つかれば、それだけ早く治ります。

健康診断の結果は整理してとってありますか。健康診断で大切なのは経過がわかることです。体の数値がどのように変化していったのかを知ることが重要です。

何もなかった、安心だと思って、結果のデータを捨ててしまっていては、元も子もありません。きちんととっておきましょう。数値の変化を自分でも確認するようになれば、自分の体にも興味がわいてきます。

そうすれば、病気のほうで退散していきます。これが健康長寿への道です。

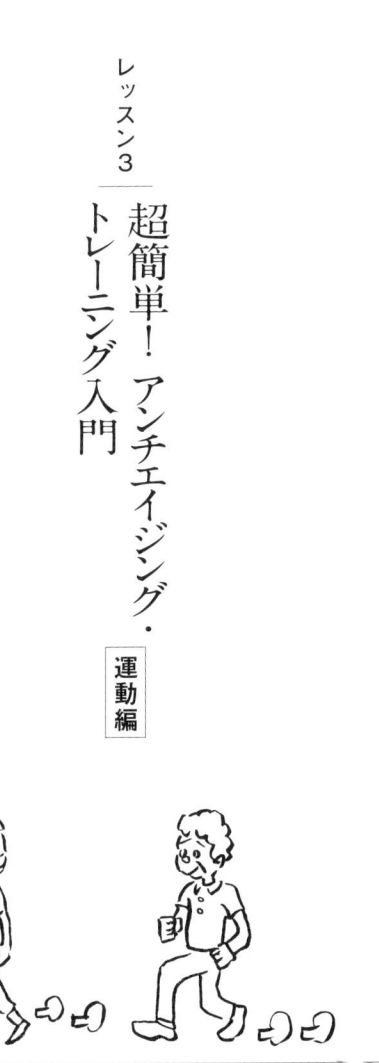

レッスン3

超簡単！ アンチエイジング・トレーニング入門

運動編

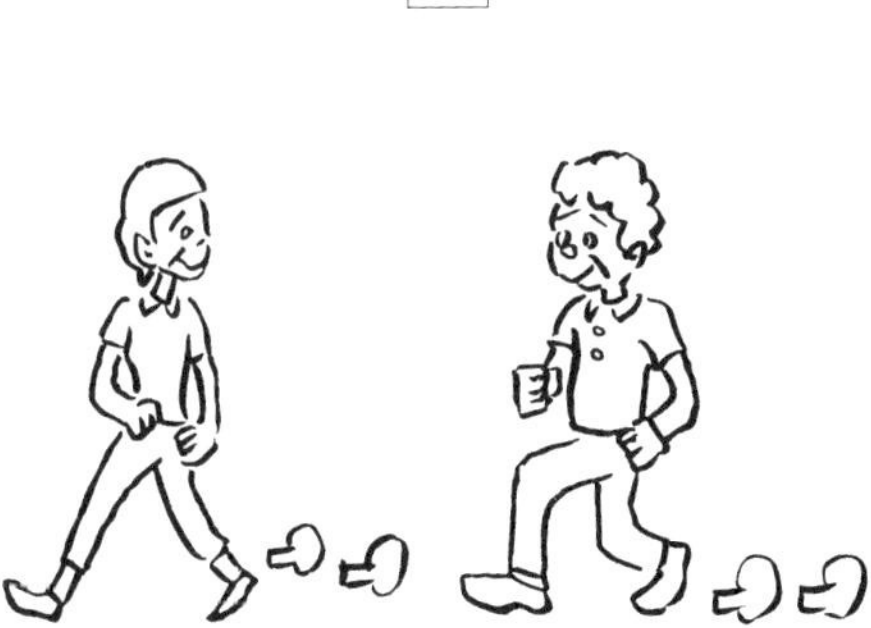

83. 世界一の長寿者カルマンさんがしていた運動

『ギネスブック』に登録されている世界一の長寿者は、ジャンヌ・カルマンさん。1997年に122歳で亡くなっています。カルマンさんの運動というと、フェンシングと自転車でしょうか。フェンシングをはじめたのはカルマンさんが85歳のときです。85歳という年齢で、フェンシングのような激しいスポーツに取り組むのはなかなかできないことです。

フェンシングというと、北京オリンピックで太田雄貴選手が銀メダルをとって話題になりましたが、腰を深く落とした姿勢で剣を扱うので、下半身の筋肉が非常に大切です。お尻からつま先までの神経と筋肉を総動員して、相手と戦わなければなりません。また、下半身がしっかりしているだけではだめで、上半身のバランスもよくなければ、剣を上手く突くことができないのです。上半身がぶれずに、しかも速い動きができることがフェンシングの基本となります。

ただし、筋肉が重要だといっても、特別な筋肉が必要なわけではなく、人並みの筋肉があればいいそうですが、ダッシュ、ランニング、ジャンプ、階段の上り下りなどのトレーニングが欠かせないといいます。また、膝を上げる、太ももの後ろの筋肉を意識して蹴るといったトレーニングも必要です。

カルマンさんが、どのくらいのトレーニングをしていたかわかりませんが、かなり足腰が強くなったと思えますし、バランス能力もずいぶん鍛えられたことでしょう。

100歳まで自転車に乗っていたようですが、おそらくフェンシングで鍛えた、足腰とバランス感覚がものをいったのでしょう。

足腰を鍛えておくこと、バランス感覚がいいことは、高齢者にとって非常に重要です。このふたつがしっかりしていれば、まず転ばないと思われます。寝たきりになりません。

カルマンさんの骨密度がわかりませんので、想像になりますが、骨密度もしっかりしていて、骨粗鬆症とは無縁だったと思います。

さすが、122歳まで生きた方は違います。

84. まずは足腰を鍛える

ジャンヌ・カルマンさんはフランスの女性ですが、日本の百寿者はどうでしょう。

板橋光さんを紹介します。板橋さんは106歳で亡くなってしまいましたが、テレビ番

板橋光さんの肉体年齢

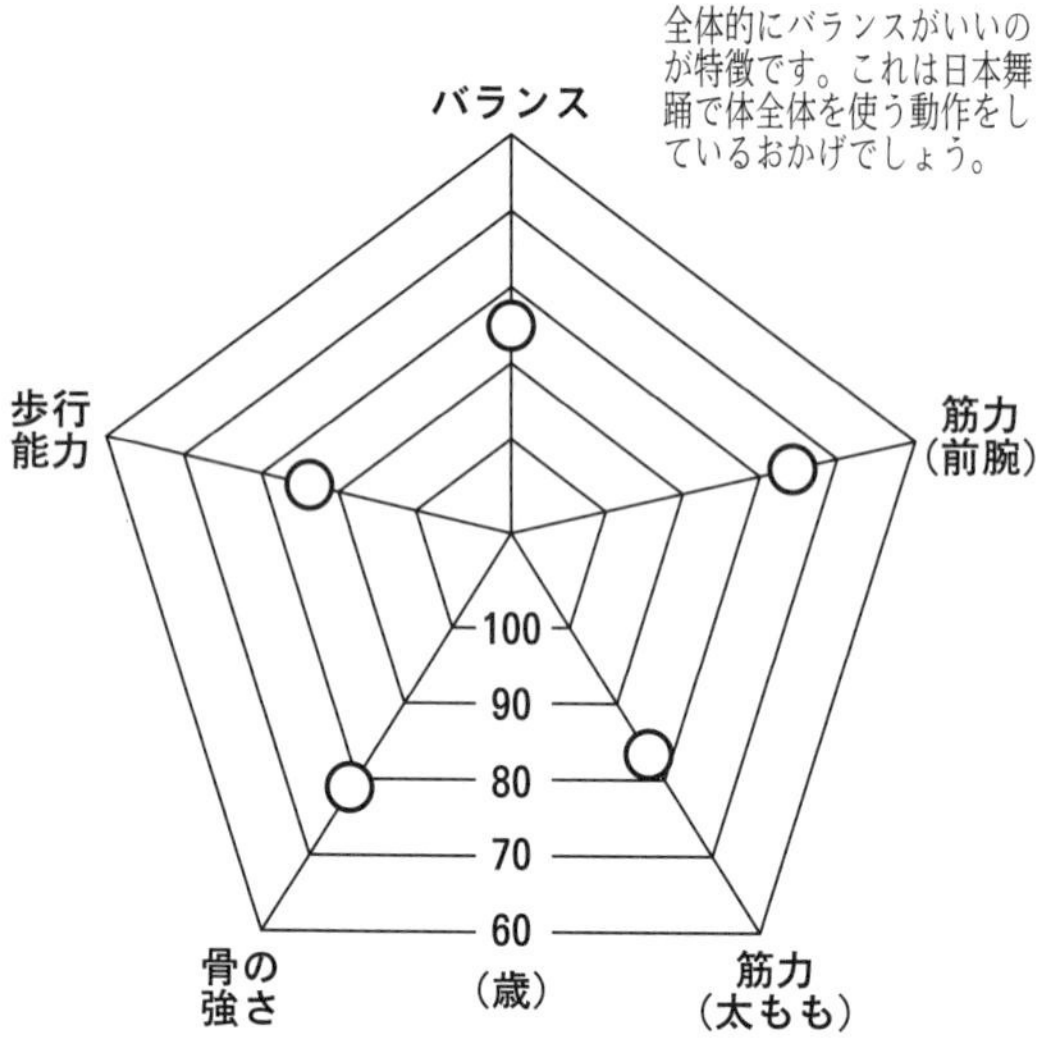

全体的にバランスがいいのが特徴です。これは日本舞踊で体全体を使う動作をしているおかげでしょう。

組で「寿命―遺伝か環境か」というテーマを取り上げることになり、お目にかかりました。このときに、三浦敬三さん、板橋光さんのおふたりにご協力をいただき、遺伝子をはじめ、長寿に関係する様々なデータをとらせていただきました。

板橋さんは、１００歳を過ぎても日本舞踊の師範をしておられました。42歳のときに趣味としてはじめられたようですが、師範としてお弟子さんに教える一方で、師匠のところに週に2回はバスや電車を乗り継いで、お稽古に通っていたということですから、とても１００歳を超えている

三浦敬三さんの肉体年齢

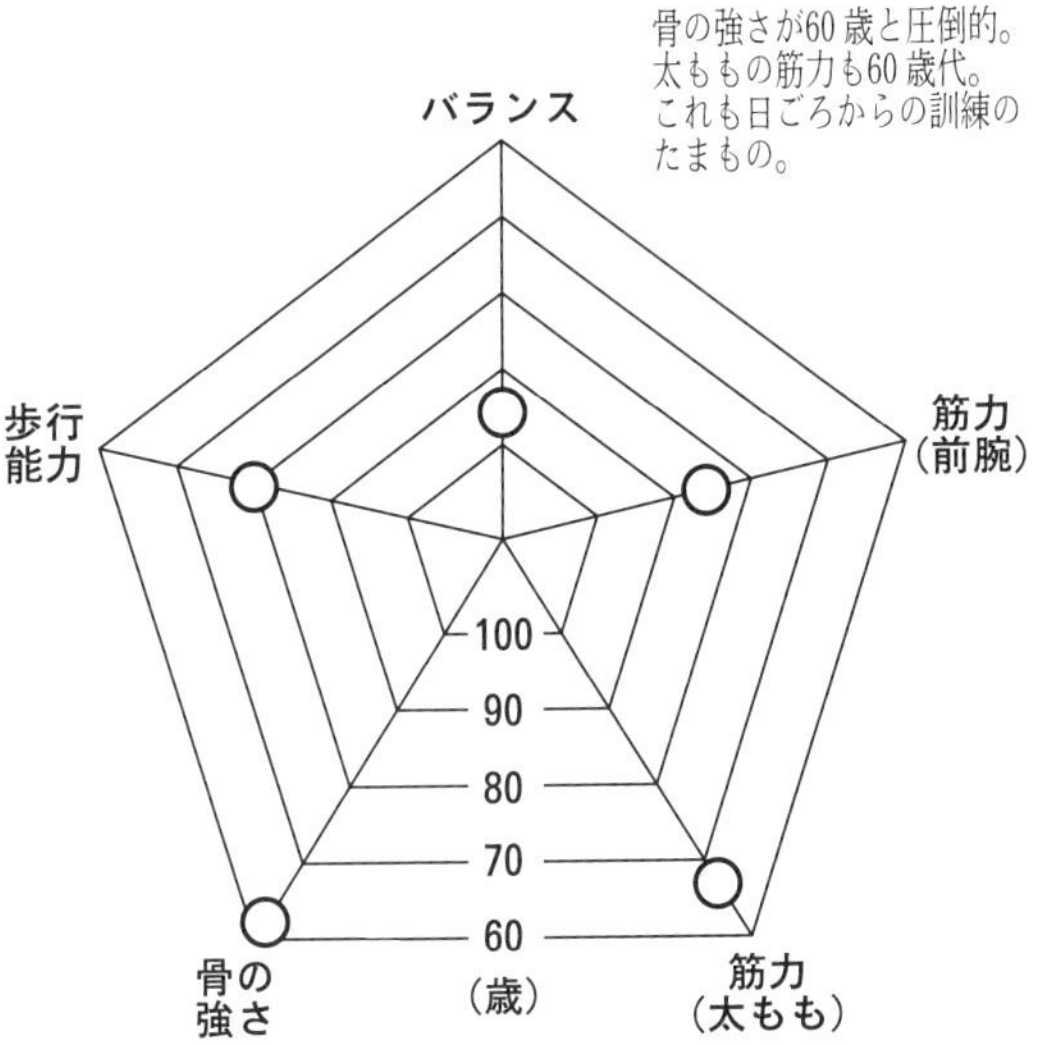

骨の強さが60歳と圧倒的。
太ももの筋力も60歳代。
これも日ごろからの訓練のたまもの。

『百寿力』（白澤卓二　東京新聞出版局）より

とは思えません。

週に2回お稽古に通っていることからもわかりますが、板橋さんもよく歩きます。三浦さんのようにスキーのためのトレーニングではないのですが、歩くのがまったく苦ではなかったようです。

板橋さんで注目したいのは、やはり日本舞踊です。日本舞踊では、腰を落とし、やや中腰の姿勢で踊ります。足腰だけでなく、頭から手の先まで体全体に気を配らなければなりません。骨や筋肉が丈夫でなければ、スムーズに踊ることはできないでしょう。

板橋さんの肉体年齢を調べたところ、骨の強さは70代の後半、太ももの筋力は80代の前半、歩行能力とバランス能力は80代の半ばでした。いずれも実年齢よりはるかに若い。踊りを続けていた結果、このような肉体年齢を保っていたのです。

三浦敬三さんは、スキーのトレーニングを兼ねてさまざまトレーニングをしていました。安全のためにテーブルにつかまりながら、片足ずつ膝を曲げるスクワットも日課でした。

板橋さんの日本舞踊と同様、もしくは運動量ではそれ以上と思われるスキーを1年に120日以上滑っているわけですから、相当に足腰が強いと考えられます。

肉体年齢を調べてみると、骨の強さは60歳、太ももの筋力は60代の後半、歩行能力は80歳、バランス能力が90代でした。骨の強さは60歳、というのが驚きです。鶏の骨まで食べるという食生活はもちろん、日ごろのトレーニングが大いに寄与していたのでしょう。

ジャンヌ・カルマンさんのフェンシング、板橋光さんの日本舞踊、三浦敬三さんのスキーに共通しているのは、足腰を鍛えることです。

百寿者を目指すには、まず足腰を鍛えることです。

85. 1万歩の目標も500歩から

歩くのは、いつでもどこでもできるいちばんの運動です。ウォーキングという言葉がすっかり普及しました。よく1日に1万歩歩きましょうといわれますが、1万歩を歩くには歩幅によって多少違いますが、1時間半はかかります。最初から1万歩を歩こうとすると、結構ハードルが高い。

現在、どのくらい歩いているかにもよりますが、まずは500歩多く歩くようにしてください。歩幅が70㎝とすると、距離にして350mになります。都会なら1ブロック弱といったところでしょうか。

できれば、1回に歩く時間をしっかりとってください。たとえば、5分歩くことを1日に何回も積み重ねてもいいのですが、1回に少し長い時間を歩いたほうが運動にはなります。1回のウォーキングは20分間続けてください。基礎代謝も上がってきますし、エネルギーの消費も高くなります。20分間続けると減量の効果もあります。

しかし、最初からがんばりすぎないこと。さきほど500歩多く歩くようにと述べました。いままで歩いていた距離に350mほど多く歩くことからはじめてください。時間にして、おそらく5分もかからないと思います。速足なら2〜3分かもしれません。

1000歩多く歩いても時間にして、10分かかりません。これくらい多く歩くのは、そんなにむずかしくないと思います。

駅までは歩くようにする、少し遠回りして買いものに行く、足を伸ばして少しはなれた食べもの屋さんに行く、いろいろ歩くための工夫をしてください。

86. 坂道運動——スローピングをご存じですか?

歩いていると坂道に出くわします。都会の坂道も急こう配のものもあってなかなかあなどれません。そして、坂道を上ったり下ったりすると、平地の2〜3倍の運動強度になります。

坂道や階段といったスロープを歩くことを「スローピング」といいます。ゆるやかな坂道であっても下半身が鍛えられますので、坂道を見つけたら上りたいものです。

坂道を上ったり下ったりするときは、速さを問題にしてはいけません。ウォーキングとの大きな違いは、これです。上り下りをゆっくりと10分から15分かけて行うだけで、かなりの運動効果が上がります。

坂道だけを主に上ったり下ったりしてもいいのですが、ウォーキングの途中に坂道を見つけたら、やってみることをお勧めします。

ウォーキングに少し負荷を加えるつもりで、スローピングは坂道を上るだけでなく、当然ですが坂を下ります。坂を下るときには上るときとは違う筋肉を使います。これがスローピングのいいところです。

後ろ向きで上ったり下ったりする方法もあります。前が見えませんので、手すりのあるところでつかまりながらしてください。

後ろ向きに歩いてみると、これも前に歩いていたときには使っていなかった筋肉が動いているのがわかりますが、スローピングで後ろ向きに上ったり下ったりするといっそう感じるはずです。いままであまり使わなかった筋肉を使うことは、脳の活性化には欠かせません。

後ろ向きに歩いたり、坂道を下ったりするときは、十分に注意してください。ひとりでしないで、どなたかいっしょにしてくれる人を見つけて、やってください。

87. 太極拳は脳を活性化させる

筋肉には、曲げる筋肉と伸ばす筋肉があり、このふたつが協力して、わたしたちの体は動きます。筋肉自慢というと、二の腕をまくって力こぶを見せつけますが、これは筋肉を曲げた状態です。じつは、腕の下のほうの筋肉は伸びているのです。

曲げる筋肉と伸ばす筋肉を均等に鍛える方法があり、これが脳の活性化につながります。太極拳や日本舞踊がまさにそうです。

太極拳も日本舞踊も中腰の姿勢をとります。この中腰の姿勢が、曲げる筋肉と伸ばす筋肉の両方を使っているのです。スクワットも同じです。

太極拳は、軽く膝を曲げた状態を維持して上体を動かします。動作はすべてゆっくりですが、休みなく体を動かしていきます。なかでも、いちばん鍛えられるのは太ももの大腿四頭筋といわれる筋肉ですが、この筋肉は体の中でも大きな筋肉で、ここが刺激されると基礎代謝が向上したり、脳が刺激されたりするのです。

太極拳では呼吸法を大切にしますが、有酸素運動としても有効です。全身のバランスをよくし、なおかつ筋肉も鍛え、呼吸法も学べる太極拳は総合的な運動といえます。

中国でお年寄りが早朝公園で太極拳をする光景が見られますが、太極拳は年齢に関係なくできるのでお勧めです。

88. 筋肉は何歳になっても鍛えられる

三浦敬三さんは、年間120日もスキーを滑っていました。それも主に山スキーといわれるもので、リフトなどが整ったゲレンデではなく、スキー板を担いで山の頂まで登り、そこからスキー板を履いて滑り下ります。

他人が滑ったことのない雪の斜面を滑るのが目的でした。新しい雪面を滑ることが何より好きだったのです。

そのためには、日ごろからトレーニングを欠かさなかったのですが、100歳を過ぎても実に立派な筋肉をしていました。

年齢とともに、筋肉はいくら鍛えても身につかなくなる印象がありますが、筋肉は90歳でも100歳でも何歳になっても鍛えることができます。三浦さんがいい例です。

もちろん、筋肉を鍛えるにはトレーニングは欠かせません。ある程度の年齢からはバーベルを上げるようなトレーニングは必要ありませんが、自分の体の重みを利用して体操をしたり、伸縮性のあるゴムのバンド（チューブ）を使った体操をしたり、無理のない筋肉トレーニングをしてください。筋トレは年齢には無関係です。

89.「速く歩く」「ゆっくり歩く」をくり返す

インターバルトレーニングというのをご存じですか。だいぶ古い話になりますが、1948年と1952年にオリンピックの陸上長距離種目で、合計して4つの金メダルと1つの銀メダルをとり、「人間機関車」といわれたチェコのエミール・ザトペック選手がはじめたトレーニング法といわれています。速く走ることとゆっくり走ることをくり返す方法です。非常にきついトレーニングで、陸上競技選手でも音《ね》を上げるといいますが、効果は高いようです。

三浦敬三さんは、これをウォーキングにとりいれていました。速く歩く、ゆっくり歩くをくり返していたのです。インターバルウォーキングです。

最初の15分はゆっくり歩いてウォーミングアップをします。心拍数が100から115ぐらいに上がったら、今度はしっかり速く15分間歩きます。心拍数は115から140ぐらいまで上がります。次の15分はゆっくりとクールダウン。心拍数も100から115ぐらいに下がります。45分のウォーキングですが、ただ歩くよりずいぶん効果があります。

90. マラソンは心拍数に気をつけて

インターバルウォーキングを行うときに目安になるのは心拍数です。アメリカの著名なスポーツトレーナー、フィリップ・マフェトン博士が考案した方法で、180から自分の年齢を差し引き、その数の心拍数になるトレーニングがもっとも効率がよいというものがあります。「180公式」といいます。50歳なら、180から50を引いて130という心拍数が目標になります。

ただし、これも目安で、以下の点も考慮にいれてください。

①1年間トレーニングを行い、とくに問題がない人はそのまま。
②1年以内に大きな病気やけがをして運動できない期間があった人は10を引きます。
③運動不足や調子の悪いときは5を引きます。
④調子がよく、徐々に記録が伸びていると感じる人は5を足します。
⑤大会に出場したり、数年間真剣にトレーニングをしている人は10を足します。

50歳では、130の心拍数になるトレーニングでいいのですが、運動不足の人、調子の悪い人は5を引いて125が目標になります。

しかし、高齢者になると、この目安も当てはまらなくなってくるようです。三浦さんは、インターバルウォーキングの心拍数は最大で140にもなっていました。それだけふだんからトレーニングを重ねていたということです。

「180公式」は覚えやすく、簡単ですので、ぜひやってみましょう。心拍数は、脈拍で測れますが、15秒間測ってそれを4倍すればわかります。10秒間測って6倍するという方法もあります。

正しい脈拍の測り方を覚えておきましょう。

①てのひら側の手首の関節の少し下に人差し指と中指を載せます。薬指を加えても結構です。
②脈のふれるところがあります。
③指をそろえて脈をとります。
④時計を見ながら15秒間（10秒間）、数を数えたら、4倍（6倍）します。

安静時の脈数は前もって数えておきます。運動をした直後にも少し立ち止まって測ればわかります。なれると簡単に測ることができます。

ウォーキングはもちろん、マラソンなどをする際も自分に合った運動強度を知るため、心拍数は常に調べるようにしましょう。

91. イスやテーブルにつかまってスクワット

ロコモティブシンドロームという症候群（病気）があります。

体を動かす機能がうまく働かないために、歩くのがおっくうになったり、実際に歩けなくなったりするような状態をいいます。ロコモティブシンドローム、略してロコモ。

わたしたちが動くために必要なものには、まず筋肉、骨、軟骨、関節、神経があります。これらが相互に関連して体が動きます。これらを総称して「運動器」といいます。

筋肉や神経など、そのどれかひとつがうまく働かなくなるだけで、体は動きません。

腰が痛いといいますが、その原因は骨にあるのか、軟骨にあるのか、はたまた神経にあるのかいろいろ考えられます。また、ひとつだけでなく、骨や神経などいくつも関係している場合もあります。運動器が連けいしているからです。

ロコモティブシンドロームが話題になっているのは、足が痛い、膝が痛い、腰が痛いということがもとで、自立した生活を送ることがむずかしくなってくるからです。場合によっては寝たきりになってしまう。これが問題なのです。

どうすればいいのでしょうか。足・腰を鍛えておくことしかありません。

軽いスクワットを紹介しましょう。

足を腰の幅に開いて立ちます。つま先をかかとから30度外側に開きます。

上体を少し前に傾けて(これがポイント)、腰を下ろしていきます。洋式トイレで便座に座る感じです。

膝は90度になるくらいが目標ですが、最初から無理をする必要はありません。これを5～6回1セットで1日に3回。お腹、背中、太もも、お尻の筋肉が鍛えられます。

スクワットというと、手を頭の後ろで組んで、背筋を伸ばしたまま、膝を曲げる方法がありますが、これだと若い人はいいですが、年をとってくるとバランスがとれなくて後ろにひっくり返ってしまうこともあります。また、膝を深く曲げると、かえって筋肉を痛める可能性もあります。「軽く、軽く」を心がけてください。

1日に3回、薬を服用するつもりで続けてください。「スクワット薬」を忘れないように。

この体操よりもっと簡単なのが、イスやテーブルを使ったものです。

腰を下ろす要領は同じで、イスに腰を下ろします。次にイスから立ち上がります。できればゆっくりと足腰の筋肉を意識しながら。このとき、机に軽く指先を突いたり、てのひらをつけば、もっと安定して、立ち上がることができます。イスに座ったり、立ったり、これだけでも足・腰のいい運動になります。

イスの背もたれを利用した体操もあります。

背もたれに手を置いて、片足をわずかに上げたままにします。約1分間。左右1セットで1日に3回。バランスが悪くなったら、すぐに背もたれにしっかりつかまれば大丈夫。

三浦敬三さんもこの簡単安全スクワットをしていました。テーブルに手をかけて、自分の体重を支えながらやっていました。

安全を第一に。無理はしないこと。軽い運動でも続けてやっていれば、必ず効果が上がります。

92. 誰よりも若々しく見える首の体操

後ろから名前を呼ばれたとします。スッと首を回して振り返ることができれば、まだまだ若い証拠です。

年をとってくると、後ろから呼ばれたときに体全体を後ろにして振り返るようになります。首だけをスッと回して振り返ることができなくなります。首の関節だけではないのですが、関節が固くなってきているからです。そこで、若々しく見えるためにも、首の関節は柔らかくしておいてスッと振り返りたいものです。

三浦敬三さんが朝起きたらすぐにしていた首の体操を紹介します。三浦さんと対談をした日野原重明先生が感心し、自分でもやってみようと思われた体操です。

①ベッドに座ったまま、まっすぐ背筋を伸ばします。

②ゆっくりと首を前に倒します。前に倒していきますが、あまり無理をしないで倒せるところまで倒し、元に戻します。

③次に首を後ろに倒していきます。視線は天井を見るようにして、ゆっくり倒していきます。後ろに倒すときも無理をせずに倒せるところまで。②③を20～30往復。前後の運動が終わったら、左右に首を倒します。これも20～30往復。くれぐれも無理をしないようにしてください。

④首をゆっくり回します。右回りで15回、左回りで15回。力を抜いて、ゆっくり気持ちがいい感じで。

この体操は、首や肩の筋肉をほぐしてくれます。朝起きてすぐやると、軽いウォーミングアップにもなりますので、ぜひ毎日やって習慣にしてください。

93. いい姿勢を心がけるだけでも若く見える

昔は、腰の曲がったお年寄りをよく見かけました。なかには90度近く曲がった人もいて、子どものころ前が見えないのではないかと心配になった覚えがあります。最近は、栄養状態がよくなったせいか、そんなに腰の曲がった人はいなくなった印象があります。

それにしても姿勢が悪いと、年寄りくさい感じがします。外国に行って歩いている人を見ていると、みな背筋がピンと伸びていて、姿勢がいいなとつくづく思います。かつて、日本にいるイギリス人にどうしてそんなに姿勢がいいのか、聞いたことがあります。

すると、子どものころから姿勢を注意され、少し大きくなってからは、頭の上から何かに引っ張られている感じで歩きなさいといわれるそうです。常に姿勢を意識しているようです。

姿勢をよくするために、壁に体をピタッとくっつけて、いい姿勢を覚えるという方法もありますが、簡単なのは背中の筋肉をまっすぐ下に引きずり下ろす、肩甲骨を下げるといった方法です。肩甲骨を少し下げるようにすると、自然と姿勢がよくなります。胸をぐっと張るのではなく、肩をまっすぐ下に下ろす感じです。

いい姿勢を心がけるために、大きな姿見を使って体全身を映してみるのはいかがでしょう。姿勢の悪さもわかりますし、お腹が出ているのも実感できます。

じっくり自分の体と向き合ってみましょう。

94. 骨盤を引き締めて老化を防ぐ

いくつになっても気楽に出掛けられる、外出がおっくうではない、これは老化防止にたいへん重要なことです。外出したくないというのは、閉じこもりといってもいいでしょう。

東京都老人総合研究所が高齢者の閉じこもりに関する調査を行いました。その結果は、閉じこもってしまう人は、よく出掛ける人と比べると死亡率で2倍強も高かったのです。

そして、歩行障害などがあって閉じこもりになってしまった人はなんと4倍も死亡率が高いことがわかりました。

また、閉じこもって、人と会わない人ほどアルツハイマー病の発症率が高い、というデータがあります。

若者の閉じこもりが問題になりますが、高齢者の閉じこもりにも警戒する必要が大いにあります。高齢者の閉じこもりの原因のひとつになるのが尿もれです。人前で漏らしてしまったら恥ずかしいから出掛けたくない、すぐにトイレに行くので嫌がられていると思う、トイレが近くて旅行に行けない、そんな悩みを持っている高齢者は結構います。

おしっこが近い人は、前立腺肥大や過活動膀胱《ぼうこう》という病気の可能性がありますから、お医者さんに相談するといいと思いますが、骨盤を引き締める体操も有効です。

床にあおむけに寝て、両膝を立てます。そして、肛門をぎゅっと締め、5秒間そのまま。力を抜いて10秒間ほど筋肉を休ませます。また、肛門をぎゅっと引き締めます。これを3回くり返します。力を入れるとき、お腹の力は抜くこと。呼吸は止めないように。椅子に座ってやることもできます。

95. 食べる力をつくる舌出し体操

三浦敬三さんは、なかなかユニークな体操を考案していますが、舌出し体操もそのひとつです。口を大きく開けて舌を出す体操ですが、年寄りじみた顔になるのが嫌だといって、いろいろ勉強して考案されたようです。

三浦さんは、たいへんなメモ魔で読んだり聞いたりしたことを、これはいいと思うものはすべて手帳に記入していました。この体操も三浦さんが見聞きした事柄から生まれたも

舌出し運動

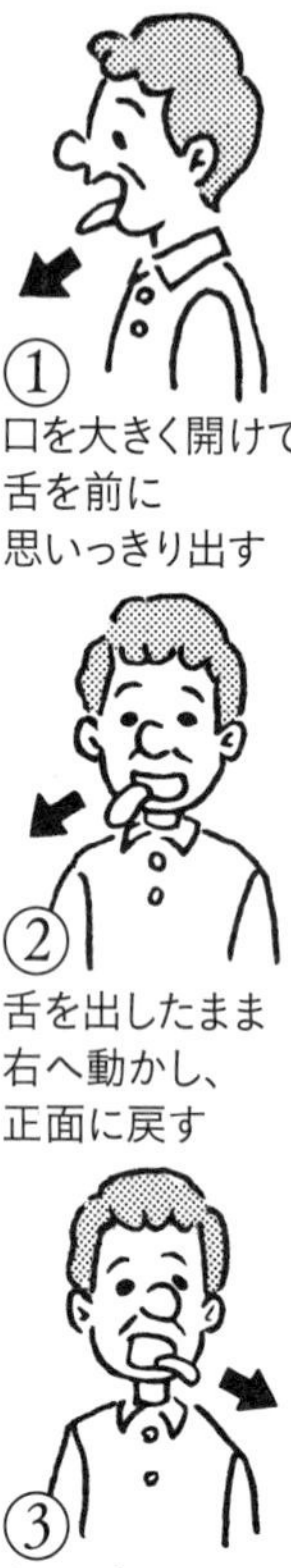

①口を大きく開けて、舌を前に思いっきり出す

②舌を出したまま右へ動かし、正面に戻す

③さらに左へ動かし、正面に戻す

50回ほどくり返す

のだと思います。

①口を大きく開けて、舌を思い切り前に出します。

②続けて舌を右のほうへ向けます。

③舌を正面に戻し、今度は左に向けます。

これを50回くり返します。50回もやると、顎も舌も疲れてきますが、三浦さんは毎日欠かさず、舌出し体操をしていました。

お孫さんの三浦豪太さんの報告ですが、敬三さんの顔にはしわが少なく、顔色もよくてツヤツヤしていたそうです。口を大きく開けますので、顎が外れないようにしてください。

舌出し体操の効能ですが、顔のしわがなくなるかどうかはちょっと保証できませんが、食べるときに舌がよく動くようになるでしょうし、食べものを飲み込むときにも役立つと思います。

食べものを飲み込む力を嚥下力《えんげりょく》といいますが、これは年齢とともに衰えていきます。嚥下力を鍛えるには、舌出し体操に加え、口をすぼめる、口を横にイーッという感じで広げる、頬をふくらます、咳をするなどをしてみましょう。食べる力、飲み込む力は生きる力ですから。

96. ひとりにひとつバランスボール

バランスボール、Gボール、エクササイズボールなどと、いろいろな呼び方がありますが、直径にして45〜70㎝の弾力のあるボールがあります。このボールを使った体操が、体にたいへんいいのです。バランスボールは、もともと体に障害を負ってしまった人のリハビリのために開発されました。体に無理なく、運動ができます。

ボールに座って、体を前後にゆっくり動かすだけでも、体の内側の筋肉が鍛えられます。体の内側の筋肉は、なめらかな動きをつくりだす筋肉で、鍛えておくと転倒の防止にも役立ちます。内側の筋肉は、外側の筋肉に比べて意識的に動かすのがむずかしいので、バランスボールは最適です。

バランスボール体操
背筋を伸ばし、背骨を垂直に床に突き刺すように座る

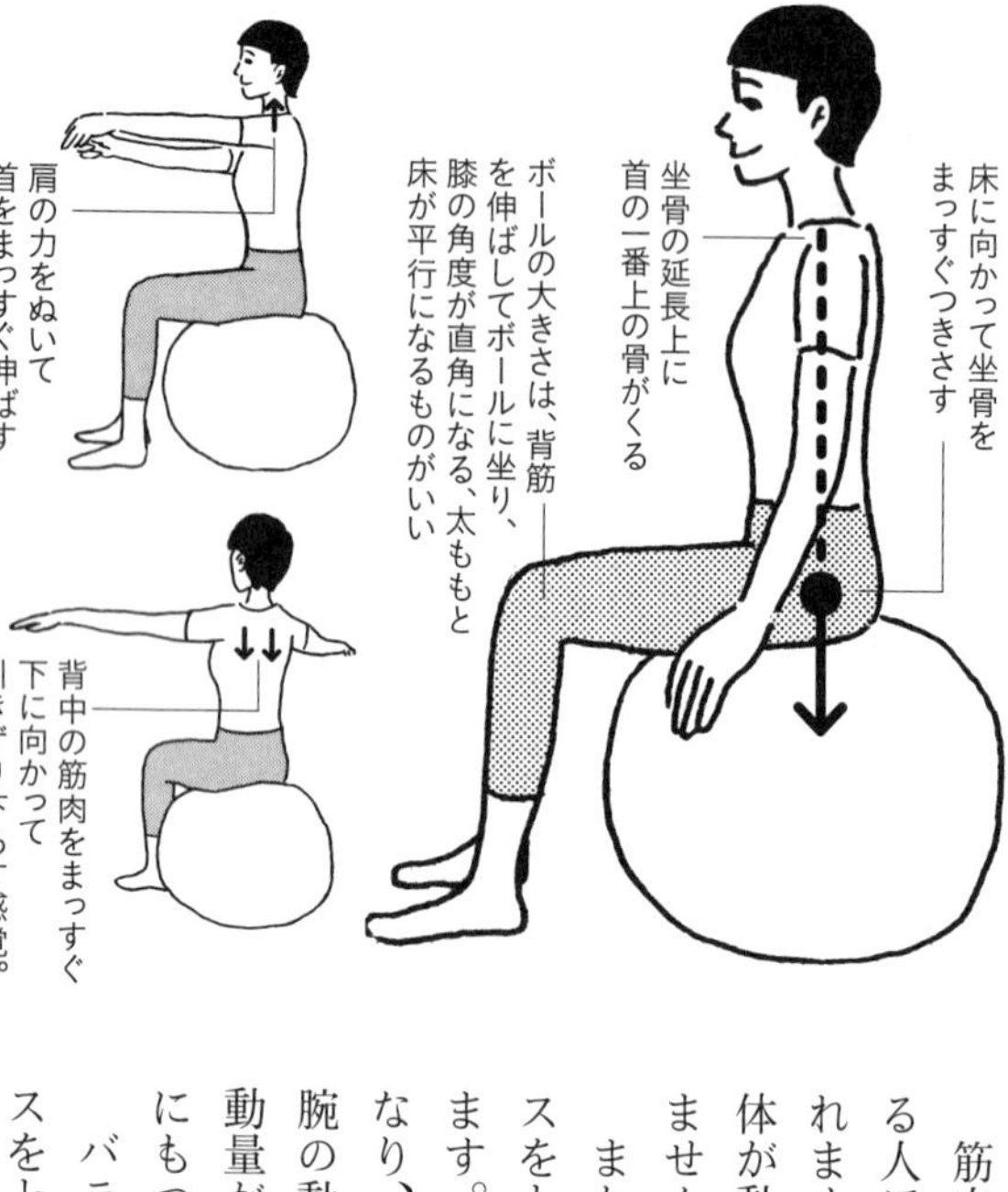
肩の力をぬいて首をまっすぐ伸ばす
背中の筋肉をまっすぐ下に向かって引きずり下ろす感覚。力は入れない

筋肉が適度に鍛えられている人ほど長寿であると考えられます。家の中で外出先で、体が動かなければ、何もできませんから。

また、ボールの上でバランスをとることで骨盤が安定します。その結果、姿勢がよくなり、足腰の動きだけでなく、腕の動きも軽やかになり、運動量が自然とふえて肥満防止にもつながります。

バランスボール上でバランスをとっていると、自分の体のゆがみにも気づきます。ま

っすぐ座っているつもりでも体がゆがんでいると、ボールの上なので体が右に傾いたり、左に傾いたりしてしまいます。ふだんは気がつかないゆがみを教えてくれるのです。

ボールの大きさは体格によって違います。背筋を伸ばしてボールに座り、膝の角度が直角になる、太ももと床が平行になるものがいいでしょう。

バランスボールを使った体操を紹介します。
①坐骨がまっすぐボールに突き刺さるように座ります。
②手を広げます。次に肋骨を締めるように両腕を前に持っていきます。
③背中の筋肉を引きずり下ろす。背中の筋肉をまっすぐ下に下ろします。引きずり下ろす感覚がわからないときは、反対に肩を上げてから下ろすといいでしょう。

97. 気がついたら体を締めておく

体を締めるといっても、バンドやゴムで締めるのではありません。意識して、脇を締める、お尻を締めるといったことです。

体を引き締めることもバランスボールと同じように、体の内側の筋肉を鍛えてくれます。

何もないと引き締めた感じがしないという人は、椅子に座って両太ももの間にクッションやバスタオルをはさんで、力を入れてぐっとはさんでみてください。ぐっとはさんだら、ゆるめます。これを5～10回くり返します。これが太ももや腰の引き締め体操です。脇を締めるときもタオルをはさむといいかもしれません。お尻ははさむことができませんから、ぐっと肛門に力を入れてみましょう。力を入れたり抜いたりしてください。電車の中でもオフィスでも、いつでもどこでも人に知られずできますから、今日からやってみましょう。

98. 毎日コツコツ続けて習慣にしよう

ひとくち30回噛む、朝起きたら首の体操をする、ウォーキングをする、みなそれほどたいへんなことではありません。簡単にできることばかりです。

大切なのは続けること。続けようと思ったら、習慣にしてしまうことです。習慣になれば、続けようとかやらなくてはと思うこともありません。知らないうちにやっている感じになります。

ウォーキングが習慣になれば、雨が降ったりしてウォーキングができないとすごく体を動かしていないと感じるようになります。こうなったら習慣になったといえます。

かつて成人病と呼ばれていた病気を生活習慣病と呼ぼうと提案されたのは、日野原重明先生ですが、悪い生活習慣が病気を呼び込んでいる、悪い生活習慣をやめていい生活習慣を身につければ病気を予防できるし、治すこともできるというのが日野原先生の主張です。日野原先生ご自身がいい生活習慣を身につけ、健康長寿で人生を歩んでおられるのは、ご承知の通りです。

わたしたちも、まずやってみましょう。いいと体が感じるようになったら、習慣になっています。

これが健康長寿の方法なのです。

99. 運動して脂肪細胞を太らせない

脂肪細胞が分泌しているホルモン、アディポネクチンの話はレッスン1でしました。アディポネクチンは日本で発見されました。アディポネクチンは、動脈の中で傷ついた個所を見つけると、素早く入り込んで傷を修復してくれます。動脈硬化によって、傷ついた血管を治してくれるのです。

さらに、肝臓や筋肉に働き、脂肪を燃やすように指示もしてくれていました。

このアディポネクチンの量を測ってみると、年齢が高くなると少なくなってくるのですが、三浦敬三さんと板橋光さんはその量が著しく高かったのです。おふたりとも動脈硬化は年齢相応に進んでいたのにもかかわらず、心筋梗塞や脳卒中を起こさなかったのは大量のアディポネクチンによる働きがあったのではないでしょうか。

アディポネクチンは脂肪細胞が分泌しますが、脂肪細胞が太ってくると分泌しなくなります。脂肪細胞を太らせてはいけないのです。脂肪細胞を太らせないためには、なんといっても運動です。

三浦さんも板橋さんも生涯にわたって運動を欠かしていませんでした。これがよかったのです。やはり健康長寿には運動は絶対に必要です。

100. 塗り絵は子どもだけの遊びではありません

意外な脳の運動をご紹介しましょう。絵を描こうと思っても、なかなか描けません。上手に描きたい、対象をきちんととらえたい、などといろいろ考えてしまうからです。内心ほめられたいという気持ちもありますから、なおさらです。

著名な絵が塗り絵になっているものがあります。ゴッホでいえば、「ひまわり」や「夜のカフェテラス」などです。名前では思い出さないかもしれませんが、絵を見れば記憶にあるはずです。塗り絵ならすでに輪郭はとれていますから、あとは色をつけていくだけ。

塗り絵が脳に働くのは、まず記憶にある絵ですから、それを思い出します。次に色をつけていくときにこれも記憶の倉庫からかつて見たことのある絵の色を出してきます。もちろん、画家が描いたように色を出すことはできませんが、できるだけ近づけようとすると脳もかなり働きます。また、自分なりの色にしてみようと思えば、画家との対決になり、まさにフル回転するようになるでしょう。

塗り絵は、ひとりでできますし、競争相手もいません。好きな色に塗ることもできます。そして、絵を描くという高等な技術が必要ありませんので、誰にでもできます。

子どものころを思い出しながら、塗り絵をするのはいかがでしょう。

101. 何歳からはじめても効果があります

お腹がぽっこり出はじめた、中年太りを感じはじめたあたりから、食事が気になり、運動もしなくては、と思いはじめます。

若いころから太らないようにしてきた人のほうが寿命が長いというデータもありますが、

ある程度年齢がいってからカロリー制限をはじめても途中でやめなければ、寿命を延ばす効果があることがわかりました。

英ロンドン大学のリンダ・パートリッジ教授らは、ショウジョウバエを使って、生まれた直後からカロリー制限をして飼育すると、寿命は50日でした。通常ショウジョウバエの寿命は40日ですから10日延びたことになります。生まれて14日目からカロリー制限をしたところ、寿命は50日でした。同じく22日目からカロリー制限してみても寿命は50日でした。ところが、生まれた直後からカロリー制限をし、14日目でやめてしまうと、寿命は延びずに40日で死んでしまいました。

途中でやめなければ、カロリー制限はいつからはじめても有効だという実験結果です。ショウジョウバエがどんな病気で死んでいるのかは論文には記載されていませんので、カロリー制限によって、なんらかの「老化病」が軽くなっているか、老化病の発症が遅くなっていると思われます。

いまからでも遅くはないのです。

白澤卓二（しらさわ たくじ）

1958年神奈川県生まれ。順天堂大学大学院医学研究科・加齢制御医学講座教授。1982年千葉大学医学部卒業後、東京都老人総合研究所分子病理部門研究員、老化ゲノムバイオマーカー研究チームリーダー等を経て2007年より現職。専門は寿命制御遺伝子の分子遺伝学、アルツハイマー病の分子生物学、アスリートの遺伝子研究。日本抗加齢医学会理事。著書に『ずっと若く生きる食べ方』『百寿力』『長寿遺伝子をオンにする生き方』などがある。「世界一受けたい授業」「カラダのキモチ」等テレビ出演多数。（ホームページ：http://www.shirasawa-acl.net/）

文春新書

769

100歳《さい》までボケない101の方法《ほうほう》
脳とこころのアンチエイジング

2010年（平成22年）9月20日　第1刷発行
2011年（平成23年）2月25日　第11刷発行

著者　白澤卓二
発行者　飯窪成幸
発行所　株式会社　文藝春秋

〒102-8008　東京都千代田区紀尾井町3-23
電話（03）3265-1211（代表）

印刷所　理想社
付物印刷　大日本印刷
製本所　大口製本

定価はカバーに表示してあります。
万一、落丁・乱丁の場合は小社製作部宛お送り下さい。
送料小社負担でお取替え致します。

ISBN978-4-16-660769-3